Sandra Hintring

El nervio vago

Nuestro terapeuta interior

La teoría polivagal como autoayuda
para superar los ataques de pánico, el miedo,
los traumas y la depresión

Con ejercicios
sencillos
para activar
la autocuración

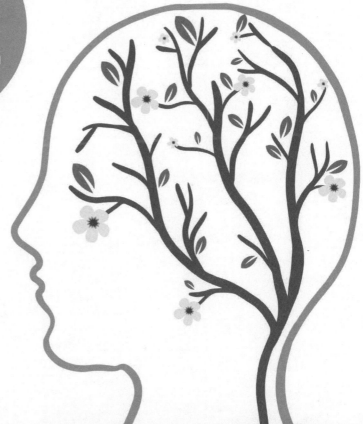

edaf

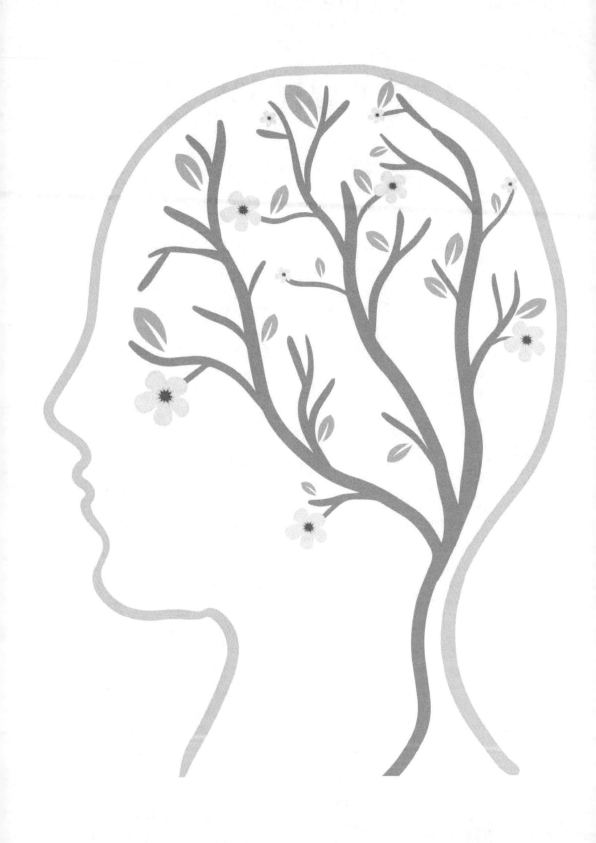

Sandra Hintringer

El nervio vago
Nuestro terapeuta interior

La teoría polivagal como autoayuda
para superar los ataques de pánico, el miedo,
los traumas y la depresión

Traducción de Jorge Rus Sánchez

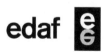

Diseño de la portada: Geviert - Büro für Kommunikationsdesign, Múnich, motivos de la portada: shutterstock/onenine19
Ilustraciones/figuras de interior: Sandra Hintringer, a partir de plantillas de Canva
Fotografías (todas las fotos en el interior): Pascal Bünning. (Nos gustaría agradecer a Kamah Yoga y a Yogistar. com su apoyo a la producción fotográfica.)

Maquetación y diseño de interior: Diseño y Control Gráfico, S.L.

Editorial Edaf, S.L.U.
Jorge Juan, 68
28009 Madrid, España
Teléf.: (34) 91 435 82 60
www.edaf.net
edaf@edaf.net

Ediciones Algaba, S.A. de C.V.
Calle 21, Poniente 3323 - Entre la 33 sur y la 35 sur
Colonia Belisario Domínguez
Puebla 72180, México
Telf.: 52 22 22 11 13 87
jaime.breton@edaf.com.mx

Edaf del Plata, S.A.
Chile, 2222
1227 Buenos Aires (Argentina)
edaf4@speedy.com.ar

Editorial Edaf Chile, S.A.
Avda. Charles Aranguiz Sandoval, 0367
Ex. Circunvalación, Puente Alto
Santiago - Chile
Telf: +56 2 2707 8100 / +56 9 9999 9855
comercialedafchile@edafchile.cl

Octubre de 2022

ISBN: 978-84-414-4185-9
Depósito legal: M-19165-2022

Índice

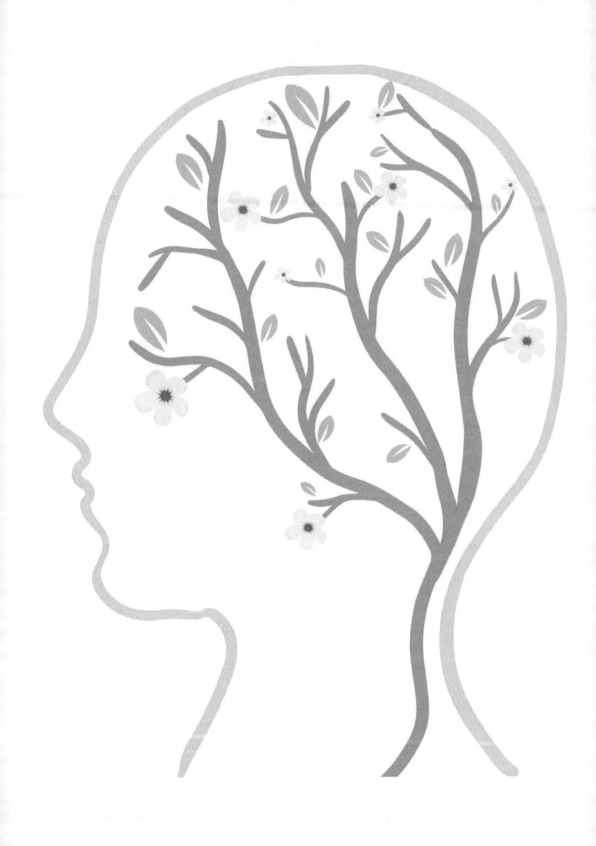

Introducción

La curiosidad determina nuestra percepción y, por lo tanto, nuestras acciones. Nuestro afán interior, completamente natural, por el amor, el reconocimiento y la aceptación nos permite emprender esa búsqueda. Queremos no sufrir dolencias como la ansiedad, la depresión o los ataques de pánico. La salud y el deseo por lograrla se caracterizan, entre otras cosas, por esta curiosidad inagotable. Es magnífico que hayas dado con esta guía. Estoy segura de que estarás deseando descubrir lo que esta te deparará.

Ahora, justo ahora, mientras lees las primeras frases de este texto, tus ojos se mueven de izquierda a derecha a lo largo de las líneas, recopilando información. Tus ojos perciben los caracteres del papel como letras. En muy poco tiempo, los tractos nerviosos transmiten información al centro visual, y de allí al centro de lectura de tu cerebro. Es aquí donde se lleva a cabo la comparación: las letras y las palabras le resultan familiares a tu cerebro gracias a décadas de entrenamiento en la lectura, por lo que captas de inmediato el contenido y el significado.

En este momento, cuando estás leyendo de manera relajada, es probable que todo esté bien. Con esto me refiero a que ahora mismo estás a salvo. Quizás te preguntes por qué enfatizo esto ya que, evidentemente, estás a salvo. Entonces, ¿qué tiene eso que ver con el contenido de este libro? La verdad es que mucho, ya que esta guía trata sobre el nervio vago. Este viene a ser algo así como nuestro terapeuta interior; un nervio que puede regular nuestro cuerpo para que se relaje y, por lo tanto, para que tengas una sensación de seguridad. Así que se podría decir que la razón por la que puedes sentarte y leer relajadamente este libro es porque tu nervio vago está funcionando muy bien en este momento.

No obstante, ¿qué sería de un terapeuta sin sus pacientes, sin colegas, sin un sitio donde pasar consulta, o sin la red de compañías de seguros de la salud y el transporte público que permite a sus pacientes acudir a él? «Todo está conectado con todo lo demás», dijo Hildegard von Bingen (1098-1179), una erudita en una gran variedad de disciplinas que vivió en la Edad Media. Por eso, este libro no trata únicamente del nervio vago, sino de la compleja y fascinante capacidad reguladora del cerebro, así como de todo el cuerpo. ¿Cómo sabe nuestro cerebro qué hacer o qué mensaje enviar a la periferia del cuerpo? ¿Qué orden se debe seguir? ¿Por qué los músculos deben tensarse, y por qué relajarse después? ¿De dónde surge la sensación de ansiedad? ¿Qué es el miedo y por qué se convierte en un ataque de pánico para algunas personas? ¿Por qué, de repente, se desconecta la percepción sensorial o la sensación corporal? ¿Y en qué punto denominamos a tales desconexiones «disociaciones»? ¿Cómo podemos entender la depresión y qué tienen que ver los síntomas aparentemente menores? ¿Por qué, por ejemplo, los pies y las manos de un bebé pueden estar tan fríos que ni siquiera los mejores calcetines resultan de ayuda?

Abordaremos cuestiones de este tipo en relación con el nervio vago y, por tanto, con la teoría polivagal. Te invito a reflexionar sobre todos los síntomas mencionados, así como el resto de síntomas, al margen de los diagnósticos establecidos y, por ello, limitantes. Tal vez seas capaz de realizar el experimento mental de imaginar que todos estos síntomas son básicamente reacciones completamente normales y saludables a sucesos abrumadores.

No obstante, ahora me gustaría volver a centrarme en ti y en el momento presente. El mundo te rodea. Probablemente estés sentado mientras lees esto; en un sillón o en un sofá, en casa o quizás en una cafetería. Sientes los mullidos cojines en tu espalda o el fresco cuero del sofá. Es posible que escuches algún ruido de fondo a tu alrededor, como el sonido del tráfico, el canto de los pájaros, el ruido del lavavajillas, una música suave, o tal vez algo completamente diferente. Tu cerebro conoce estos sonidos y no les da mucha importancia, al menos superficialmente. Tal vez un trozo de chocolate se esté derritiendo en tu lengua. Y mientras tus ojos siguen recogiendo información de este libro, línea por línea, tu subconsciente está observando el entorno, permanentemente y con una fiabilidad que raya en la perfección. Una y otra vez hace una comparación con el centro de control del cerebro: ¿platos que hacen ruido? Lo conozco, no es peligroso. ¿El sonido del tráfico, un claxon, el ruido de un motor, el timbre de una bicicleta? Lo conozco, es inofensivo. ¿Chocolate? Lo conozco, súper relajante, por favor, más de eso, etcétera. De modo que, ahora que estás leyendo en paz, el ambiente es seguro; estás a salvo. De lo contrario, te levantarías de un salto y reaccionarías ante el peligro, ya fuera real o imaginario como, por ejemplo, si alguien de repente gritara pidiendo ayuda en el descansillo o si escucharas un ruido extraño cerca de ti. Tus sistemas de alarma física se activarían de forma inmediata y automática, mirarías a tu alrededor, tus músculos se tensarían, listos para actuar, tu corazón latiría más rápido y tratarías sin descanso de encontrar la causa. Sin embargo, tal vez en ese mismo momento tu cerebro recuerde algo que, por el contrario, te hace sentarte de nuevo en tu silla en estado de *shock*. Ahora, de repente, por nada del mundo te atreves a salir al pasillo, porque el programa de pánico, con la posterior decisión de quedarse inmóvil como un muerto, se ha activado en el cerebro y, por lo tanto, también en el cuerpo. Al fin y al cabo, ¿quién sabe lo que está pasando en el edificio? Podría ser peligroso. ¿Conoces situaciones así?

¿Totalmente relajado? ¿Muy excitado? ¿En estado de *shock*? Aunque los tres estados son autónomos, se trata ante todo de patrones de respuesta fisiológicos de tu cuerpo, por medio de los cuales tu organismo se adapta al medio y a las circunstancias, por eso se los llama patrones de reacción adaptativos. Nos ayudan a sobrevivir de forma continua e inmediata. Estos tres programas, de los que hablaré en detalle más adelante, están biológicamente preinstalados en todos nosotros, por así decirlo. Dependiendo de la situación, tu cerebro alterna entre un patrón y otro en un instante. Dependiendo del patrón en el que nos encontremos actualmente como humanos, es decir, ya sea un patrón de lucha o huida, en estado de *shock* o en una atmósfera de pacífica armonía, reaccionamos de manera muy diferente a las impresiones sensoriales que nos llegan. O bien los regulamos y clasificamos ordenadamente dentro de los sucesos que están pasando en ese momento, o bien reaccionamos con la llamada estrategia de supervivencia: hay que arreglárselas de algún modo, ¡lo importante es sobrevivir! No es raro que las personas se queden literalmente atrapadas en alguno de estos patrones de reacción. En esos casos solo hay huida, solo lucha o, a veces, lamentablemente, parálisis a largo plazo, lo cual puede verse reflejado luego como una depresión en el historial médico.

Constantemente acuden a mi consulta de osteopatía personas con una gran variedad de secuelas, más o menos graves, derivadas de algún incidente, es decir, con un trauma que, o bien supone el principal problema para el paciente, o bien aparece de forma adicional. Las personas afectadas suelen afirmar que nada ha vuelto a ser lo mismo desde entonces.

Los acontecimientos inesperados pueden trastornar el organismo, en especial al sistema nervioso autónomo, a veces incluso bloqueándolo. Algunos pacientes refieren la sensación de estar en cierto modo atrapados y no saben cómo salir.

Creo que estarás de acuerdo conmigo en que a lo largo de la vida se producen muchos cambios drásticos no planeados e impredecibles. Así es la vida; una serie constante e inestable de altibajos. Aun cuando todos podemos suponer que estamos perfectamente bien, los sucesos inesperados, en particular, a veces provocan un enorme impacto en nosotros que puede prolongarse durante un tiempo sorprendentemente largo. Los síntomas y la sucesión de estos pueden prolongarse durante cinco, diez o incluso más años hasta que, después de mucho esfuerzo, por fin se puede hablar de algo parecido a la curación. No obstante, posiblemente nunca será igual que antes, tal y como afirma la mayoría de la gente. Será diferente, porque la asimilación de estos fatídicos acontecimientos contribuye a la maduración de la propia personalidad y a la ampliación de su espectro. Entre este tipo de sucesos se cuentan, por ejemplo, los accidentes de tráfico y, sobre todo, los casos de atropello y fuga sin culpa del accidentado, así como aquellos accidentes en los que las compañías de seguros aún no han cerrado el expediente o solo se ha concedido al perjudicado una serie de prestaciones insuficientes. Sin embargo, no se trata únicamente de accidentes; en general, se trata de traumas cotidianos de todo tipo. En este libro me gustaría arrojar luz sobre la dinámica de estos fenómenos y ofrecerte una serie de ejercicios que puedan ayudarte.

Hay muchas cosas que no necesariamente asociamos con la palabra «trauma» precisamente porque son hechos cotidianos que consideramos normales. Muchas veces nos levantamos después de sufrir una caída y luego no padecemos ningún efecto a largo plazo. El organismo es un ser milagroso y muchas veces se cura y se regula por sí solo y de forma casi imperceptible. No obstante, también hay sucesos aparentemente banales que pueden ocasionar síntomas en los afectados que estos luego no siempre son capaces de rastrear hasta el hecho original que los causó. Estos síntomas provocan un impulso o bien una desaceleración interna. Este impulso o desaceleración que se desarrolla de forma autónoma es lo que realmente lleva a mucha gente a la desesperación.

Entre muchas otras causas están, por ejemplo, las caídas de escaleras, taburetes, árboles, escalones, el borde de la bañera, caerse en un agujero en el suelo que no hemos visto, una manipulación quiropráctica inesperada, un robo intelectual o material, un parto prolongado y complicado, etc. También se incluyen la violencia verbal y física, las mordeduras de animales, las urgencias médicas, la fiebre alta por infección o la pérdida de algún familiar o mascota. Todos estos sucesos a veces tienen un impacto importante y decisivo en nuestras vidas. La intensidad de algunos de estos incidentes suele desbordar al organismo y al sistema nervioso, y nos hace pasar de un sano descanso al modo de supervivencia. Este modo puede ser extremadamente útil al principio porque las cosas suceden demasiado rápido y, la mayoría de las veces, de manera imprevisible. Esto a menudo, aunque no siempre, interrumpe la capacidad reguladora del sistema nervioso. En algún momento, el organismo debe recuperar gradualmente el espectro saludable desde su modo de supervivencia, de lo contrario, puede producirse una sobrecarga o fatiga estructural. Y aquí es donde radica el quid de la cuestión. En función de la gravedad del estrés traumático, del apoyo que se reciba, de la resiliencia, es decir, la capacidad para hacer frente al estrés por uno mismo, y según la duración del estado en cuestión, los patrones de comportamiento, las estrategias de evitación y los modelos mentales pueden consolidarse. En esos casos, a veces resulta difícil eliminar estos patrones o, cuando menos, hace falta mucho tiempo.

Sin embargo, puedes lograr un cambio en cualquier momento de tu vida. Naturalmente, las enfermedades complejas requieren de mucha paciencia. Nadie podrá decirte cuánto tardarás en sentirte bien y si realmente se pueden regular todos los síntomas por completo. Aun así, cada momento que le dediques a la capacidad reguladora de tu sistema nervioso repercutirá en tu bienestar. Además, también puedes verlo desde el punto de pista opuesto, nuestra capacidad para autorregularnos con el sistema nervioso contribuye a nuestro desarrollo e, incluso, a evitar el trauma. Nuestra capacidad de regularnos para alcanzar serenidad juega un papel muy importante en el desarrollo, pero también en la cronificación de los trastornos traumáticos. Es posible que al principio esto resulte difícil de creer ya que, ¿cómo prevenir algo que ni siquiera sabemos que está a punto de suceder a través de nuestra propia regulación? Aun así, yo sé por conversaciones con mis pacientes que el suceso traumático, a menudo, viene precedido por una situación que aún no ha concluido o que no se ha resuelto por completo. La atención de las personas afectadas aún estaba centrada en algo lejano y, por tanto, su presencia en el aquí y el ahora era insuficiente. A veces basta una llamada telefónica y, ¡bum!, no te percatas del pequeño bordillo. Por diversas razones, vamos de aquí para allá inmersos en nuestros pensamientos y después se producen percances más o menos graves.

Te pondré un pequeño ejemplo: voy con prisa porque espero a un amigo en casa en cualquier momento y quiero colocar una lámpara lo más rápido posible. Un poco distraída y apurada, me subo a una escalera. Y mientras estoy subida trabajando en el techo, veo llegar a mi amigo por la ventana. Bajo la escalera con precipitación y tropiezo con el último peldaño debido a mi entusiasmo. Aterrizo sobre mi trasero y después tengo que lidiar con un gran moretón durante las siguientes semanas. Por extraño que parezca, unos días después, empieza a dolerme la cabeza. Además, mi amigo se rio de mí, lo cual hace que me sienta avergonzada y creo que es culpa mía, por lo que no acudo al médico. De este modo se inicia una espiral de dolor que se prolonga durante todo un año.

Me imagino que muchos de vosotros podríais describir incidentes similares que os han pasado. Así pues, en mi opinión, el único objetivo lógico debería ser el de alcanzar una buena capacidad de regulación y, por lo tanto, de vivir en el presente, es decir, de estar relajados en el aquí y ahora y, al mismo tiempo, permanecer atentos y concentrados en los acontecimientos presentes.

Poco a poco, el conocimiento de los trastornos traumáticos y los síntomas asociados a estos van haciéndose un hueco en las distintas escuelas de terapia, llegando a la población en general. El dolor, los ataques de pánico, las fases depresivas y otras dolencias causan problemas, cuestan dinero y reducen la calidad de vida. Además, inhiben o bloquean el desarrollo personal. Solo podemos alcanzar a imaginar cuántos de estos síntomas se manifiestan en forma de enfermedades crónicas. Sin embargo, según un informe publicado en 2020 por el Instituto de Medicina General de Fráncfort, la mitad de todos los alemanes mayores de 65 años padecen enfermedades crónicas. Los trastornos de ansiedad se encuentran entre las tres enfermedades más comunes (fuente: Universidad Goethe de Fráncfort del Meno). Las enfermedades mentales comprenden también el fenómeno de los trastornos somatomorfos, esto es, síntomas físicos involuntarios y recurrentes para los que no se es capaz de hallar una causa clara y, sobre todo, orgánica. Estos síntomas suelen manifestarse a través del dolor migratorio, agotamiento general o irritación.

Las oportunidades pasan de largo, aumenta la insatisfacción y, en lo más profundo del cuerpo, el estrés postraumático sigue su curso. La tensión física y las emociones exacerbadas se manifiestan en forma de miedo, ira y una larga lista de otros síntomas. Tras observar a muchos pacientes, he llegado a la conclusión de que los trastornos mencionados están ampliamente extendidos en todas las sociedades, incluida la alemana (véanse página 67 y ss.). Las consecuencias para el individuo son la insatisfacción, la ira, la envidia y el odio. La división, la radicalización y la hostilidad persisten en la sociedad porque a los que se sienten en desventaja les gusta asumir el papel de víctima y culpar a los demás. Hay una sensación de impotencia en cuanto al origen de esta violencia, y las autoridades reguladoras están al límite.

¿A quién de nosotros le gusta o es capaz de asumir su propia responsabilidad y tomar el camino hacia la curación? La oferta de tratamientos médicos complementarios, así como las opciones de regulación o regeneración son cada vez más numerosas. Las ofertas de yoga y las modernas terapias de trauma se están desarrollando de forma proporcional al creciente número de enfermedades.

Creo que lo que más nos esforzamos por sanar de un trauma es la recuperación de tres estados mentales básicos: la seguridad subjetiva, una profunda sensación de ser aceptado plenamente como persona y la certeza de que, al menos, lo peor ya pasó. Estos tres elementos aportan equilibrio al sistema nervioso, el cual vuelve a conectar al organismo con sus poderes de autocuración. Cuantas más personas lo logren, más sana será nuestra sociedad.

Mi propia carrera profesional podría ser similar a la de cualesquiera de vosotros. Al principio, durante mi primer trabajo como fisioterapeuta, me ocupaba únicamente de los síntomas físicos de las personas. Para eso me había formado. El objetivo fundamental era tratar el dolor, eliminar los trastornos funcionales y trabajar físicamente con los pacientes para que pudieran volver a caminar o mejorar su equilibrio. La tarea en sí, y los logros que se obtenían, eran estupendos.

Sin embargo, al cabo de tan solo unos pocos años de ejercicio profesional, no me sentía satisfecha con el hecho de que, como terapeuta, solo se me permitiera trabajar a partir de la prescripción de otros. Cada vez tenía más claro que quería diagnosticar y tratar, hasta que finalmente acabé en la osteopatía. Ahora, se trataba de hallar la causa subyacente, porque eso es, en esencia, en lo que consiste la osteopatía.

Cuanto más trabajaba con mis pacientes, más a menudo me encontraba con conflictos emocionales no resueltos. Las historias eran muy similares en ciertos aspectos.

Con frecuencia giraban en torno a la misma idea: «Lleva doliéndome la espalda desde que sucedió aquello». Esta conexión se hizo cada vez más evidente. Yo trataba de lidiar lo mejor que podía con estos problemas a base de empatía, pero llegó un momento en el que me sentí superada, y escuchar dejó de ser suficiente. Carecía de las herramientas adecuadas para lidiar con los conflictos no resueltos y los traumas de mis pacientes.

Después participé en algunos cursos de formación para la terapia de trauma. El concepto Somatic Experiencing®, de Peter A. Levine, y el método NARM® (método relacional neuroafectivo), de Laurence Heller, son los que más han influido en mi trabajo, aunque la práctica y las enseñanzas del yoga también han sido un pilar muy importante.

Algunos pacientes, durante la primera sesión osteopática, me dicen que creen que tienen un trauma. Me alegra que cada vez haya más gente que sea consciente de esto, pero también hay que respetar los tiempos de cada persona. No todo el mundo tiene por qué saber lo que hay detrás de sus síntomas y problemas físicos y, a veces, las dolencias físicas no tienen en absoluto su origen en un trauma, sino tan solo en una mala postura. Nuestra tarea como terapeutas consiste en aclarar tales cuestiones junto a nuestros pacientes. A lo largo de mi formación, di finalmente con la teoría polivagal. Me gustaría que me acompañaras a lo largo de este libro en un viaje por la neurofisiología y la neurobiología.

Somatic Experiencing®

Peter A. Levine, biofísico y psicólogo de California, es considerado un destacado experto en la terapia de trauma centrada en el cuerpo. A partir de 1969 desarrolló un método al que llamó Somatic Experiencing®, enfocado en la regulación e integración de los trastornos traumáticos. Según su enfoque, una reacción traumática no es, en principio, una enfermedad o un trastorno, sino una reacción normal del organismo ante un acontecimiento excepcionalmente violento. Durante décadas, Levine estudió las respuestas de los animales a todo tipo de traumas. En la actualidad, muchos terapeutas de trauma de todo el mundo trabajan conforme a este método. Sus numerosos libros brindan a profesionales y pacientes conocimiento sobre el método Somatic Experiencing® y, por lo tanto, sobre la fisiología del trauma.

La terapia SE® se lleva a cabo en sesiones individuales y se desarrolla de la siguiente manera: el primer paso es crear un espacio seguro y una base de confianza entre el profesional y el paciente. Tras una fase de orientación y estabilización, se aborda el contenido del trauma a lo largo de pequeños pasos y al ritmo del paciente. El objetivo del trabajo es «renegociar» acontecimientos traumáticos no resueltos y permitir así el autoempoderamiento y la restauración de los límites. También se crea una nueva sensación de seguridad y, por último, pero no menos importante, de creatividad y vitalidad. A muchos pacientes les alivia mucho el hecho de que las sesiones no profundicen en el suceso original, sino que solo aborden aquello que puede arreglarse.

La teoría polivagal fue desarrollada por Stephen W. Porges, un científico de Indiana, EE. UU. La mejor forma de entender su teoría es a través de una mirada curiosa e inquisitiva. Por eso este libro es una guía tanto para particulares como para aquellas personas que interactúan profesionalmente con otras, como terapeutas, pedagogos, policías, médicos, personal de enfermería, entrenadores, vendedores minoristas... en definitiva, para cualquiera que trate con otras personas en su vida cotidiana, ya sea trabajando con ellas con la finalidad de lograr determinados objetivos o bien porque tengan que tratar con ellas de forma involuntaria. Es un libro para probar y explorar.

También está dirigido a todas aquellas personas que quieran hacer del mundo un lugar mejor. Estoy segura de que una vez lo hayas leído habrás crecido un poco interiormente. Habrás aprendido acerca de las respuestas autónomas de tu sistema nervioso y podrás saber en qué estado te encuentras en función de estas. Comprenderás por qué te invade una sensación de vergüenza en momentos determinados, por qué quizás a veces te domina la inseguridad o por qué en otras ocasiones peleas y luchas como un heroico guerrero. Serás capaz de aceptarte mucho mejor a ti mismo y a los que te rodean, con todas sus reacciones y comportamientos. También es posible que te reafirmes en todo aquello que crees que funciona realmente bien en tu vida. No obstante, incluso en este caso, siempre hay algo nuevo que descubrir. Se trata de crecer interiormente, así como de lograr más confianza y aprender a regularnos en nuestra vida cotidiana y, como consecuencia, de mejorar la salud de todos nosotros, así como la salud de toda la sociedad en su conjunto. Cuantas más personas aborden este tipo de regulación, más agradable se volverá nuestra convivencia.

Además, serás capaz de percibir mejor tu cuerpo y desarrollarás mayor compasión hacia ti mismo. Podrás entender mejor tu comportamiento y el de los demás, y lidiar con ello con mayor facilidad. Aprenderás a no tomarte muchas cosas de manera personal y a ser la parte que rebaja la tensión en algunas situaciones, simplemente porque comprendes lo que está sucediendo neurofisiológicamente en ese momento. Quizás desaparezcan ciertas ambigüedades ahora que conoces el funcionamiento interior autónomo de las personas.

Me gustaría que te adentrases en esta teoría, la cual llevo ejerciendo desde hace años y que me ha permitido comprenderme primero a mí misma y luego también a mis pacientes, con sus preocupaciones y necesidades, más allá de las palabras. Las personas a menudo afirman que están bien, aunque sus cuerpos envíen señales completamente diferentes. Con la ayuda de la teoría polivagal puedo entender de manera neurofisiológica por qué surgen ciertos síntomas y comportamientos, y por qué resulta imposible hacerlos desaparecer por mucho que lo intenten el paciente y el terapeuta. Sin embargo, eso no es todo. De la mano de este modelo —casi no me atrevo a escribir esto— y gracias a la facilidad para entender nuestra fisiología y la de los demás, se abren caminos aparentemente triviales en nuestras relaciones interpersonales. Los contenidos de la teoría polivagal bien podrían establecerse como materia escolar. Cuando hablo con mis pacientes sobre este modelo, a menudo les escucho decir: «Parece muy sencillo». Desde mi punto de vista, lo es, pero hacen falta sobre todo dos cosas: una mente curiosa y el deseo de tratarnos a nosotros mismos y a los demás con amor y respeto mutuos. La conciencia es el primer paso hacia el cambio.

¡Manos a la obra!

Con cariño,
Sandra Hintringer

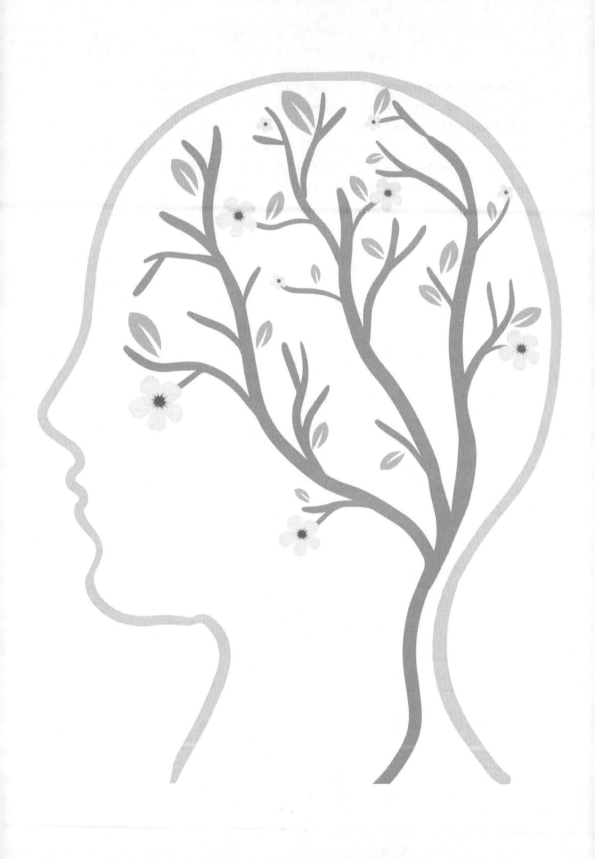

Primera parte

La teoría polivagal. Comprender y regular la respuesta al estrés y las consecuencias del trauma

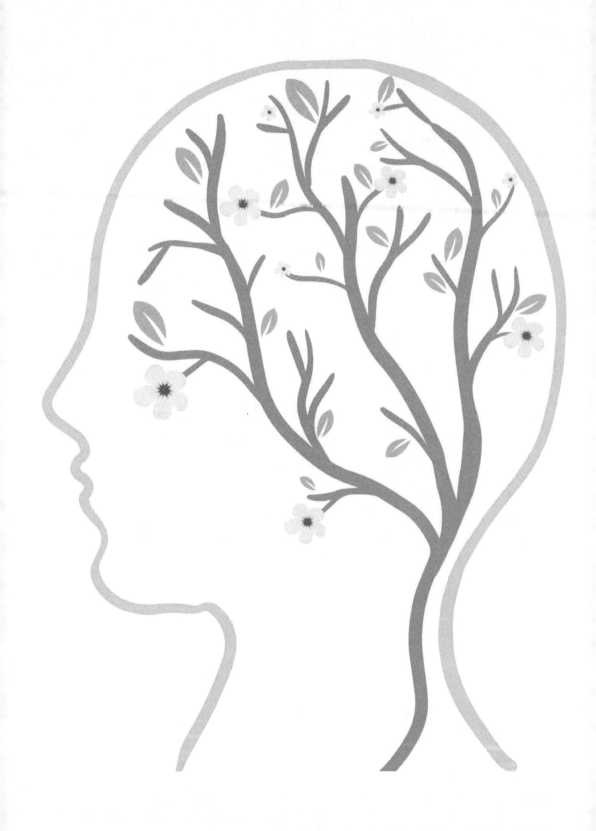

1
¿Qué es la teoría polivagal?

La teoría polivagal es un modelo explicativo que describe de manera concluyente la estructura, las propiedades y el funcionamiento del sistema nervioso autónomo. Desde el comienzo de nuestra existencia como seres humanos, hemos estado buscando constantemente un entorno de vida seguro, así como relaciones en las que poder confiar. El sistema nervioso autónomo, es decir, involuntario, es la parte más importante de nuestro organismo. Tal y como indica la palabra «autónomo», actúa sin nuestra voluntad, sin nuestra intervención activa o control consciente, y pasa desapercibido en gran medida. El sistema nervioso autónomo trabaja sin descanso, es decir, día y noche, e independientemente de nuestra actividad, para mantenernos a salvo.

Para cumplir con esta tarea, el sistema nervioso puede recurrir a tres posibles patrones de reacción autónoma. Estos se sitúan jerárquicamente y sus funciones reflejan la historia evolutiva del cerebro. En primer lugar, existe un sistema muy antiguo llamado vago dorsal. Este está diseñado como un sistema de ahorro de energía, se manifiesta mediante el patrón de *shock* o simulación de muerte y busca la supervivencia en las situaciones más extremas. En todo recién nacido, esta parte ya está completamente desarrollada y funcional. El sistema que le sigue en la jerarquía es el sistema simpático, algo más joven en términos evolutivos, capaz de movilizar fuerzas para superar situaciones de emergencia y desencadenar nuestro comportamiento de lucha o huida. El vago ventral es el más joven de los tres y, por lo tanto, el tercero de esta jerarquía en términos de historia evolutiva. Está detrás de nuestra capacidad de comunicarnos, de resolver problemas a través de la comunicación y de vivir en conexión o elegir conscientemente apartarnos. Dependiendo de la maduración del sistema nervioso del niño, la madre asumirá temporalmente este papel regulador hasta que el niño aprenda a hacerlo por sí mismo.

Conocer el funcionamiento autónomo de nuestro cuerpo a través de los tres sistemas mencionados es muy valioso a la hora de comprender las reacciones generales de estrés y el comportamiento humano, pero también para curar los traumas y los trastornos resultantes. Estas conexiones y el conocimiento de ellas también son esenciales para la interacción comunicativa básica y, por lo tanto, para una vida social regulada. Por eso no son solo de interés para aquellas personas afectadas por un trauma. El hecho de que la teoría esté ganando progresivamente aceptación en todo el mundo no es casualidad, sino más bien una consecuencia de su correcto enfoque y del éxito de los métodos basados en ella para mejorar la comunicación y la curación de los traumas.

Sin embargo, este método no solo resulta de ayuda en el contexto de los llamados trastornos traumáticos claramente definidos, sino también para diversas enfermedades que no se atribuirían fácilmente a un evento traumático, como los frecuentes y variados dolores antes mencionados, entre los que se incluyen dolores de cabeza, dolor de espalda o dolor en las articulaciones. También se debe hacer mención en este contexto a las enfermedades internas y ortopédicas tales como la hipertensión arterial, los trastornos gastrointestinales, la inflamación o la artrosis. El tratamiento de síndromes complejos y que, a menudo, cambian la vida de las personas, es decir, las condiciones en las que se presentan conjuntamente una amplia variedad de síntomas, sin duda se beneficiará de este enfoque. Entre estos se incluyen el síndrome de fatiga crónica, las migrañas, la fibromialgia, las alergias o el síndrome de *burn-out*, por nombrar solo algunos.

No obstante, veamos primero el origen de la teoría polivagal. Esta teoría fue mencionada por primera vez en 1994 por su fundador, el científico estadounidense y profesor de psiquiatría Stephen W. Porges. El propio Porges se sorprendió del rotundo éxito que su enfoque tuvo entre los médicos, especialmente en el campo de la medicina traumatológica. Por fin era posible explicar de manera concluyente qué reacciones físicas adaptativas ocurren después del trauma. Al mismo tiempo, la búsqueda constante de seguridad y supervivencia se hizo evidente como una meta justificada en la vida de todos los seres vivos. Más adelante hablaré en detalle sobre las funciones individuales y diversas de los tres estados autónomos, y sobre cómo podemos usar la teoría polivagal para ejercer una influencia reguladora.

Originalmente, es decir, antes de que Porges desarrollara su teoría, se suponía que nuestro sistema nervioso autónomo estaba formado por el simpático y su opuesto, el parasimpático. Una gran parte del sistema parasimpático consiste en el nervio vago. Aquí es donde comienza la historia real de la teoría polivagal, porque Stephen W. Porges descubrió que no solo hay un nervio vago, sino un sistema de reacción autónomo ventral, es decir, anterior, y otro dorsal, es decir, posterior. Aunque ambos se consideran sistemas parasimpáticos, es decir, calmantes o tranquilizadores, sus funciones no podrían ser más diferentes. La rama anterior del nervio vago nos mantiene conectados y con una energía vital sana, mientras que la posterior desencadena estados de *shock* y desmayos y, por lo tanto, procesa situaciones que suponen una amenaza para nuestra vida. La separación y el retraimiento son característicos del patrón de respuesta del vago posterior.

Aquí el término *polivagal* resulta idóneo, ya que está compuesto por el griego *poly* («muchos», es decir, más de uno), y el latín *vagal* («vagar», del verbo *vagari*). En relación con el *Nervus vagus,* que significa «nervio errante».

Pero, ¿cómo se le ocurrió a Stephen W. Porges esta conexión? Como científico, él en realidad no estaba directamente interesado en los procesos clínicos, es decir, en el examen y tratamiento de los pacientes con síntomas específicos. En un principio se dedicaba al estudio de todos los aspectos de la obstetricia. Asumía que una fuerte activación en el sistema del nervio vago era sinónimo de una buena salud. Sin embargo, reparó en algo crucial. Se puso en contacto con un pediatra que había observado que la fuerte actividad del vago viene acompañada de un descenso de la frecuencia cardíaca, la cual es a su vez responsable de la mortalidad que se da principalmente en bebés prematuros. Este fenómeno, descrito como la paradoja del vago, llevó a Porges a investigar más en profundidad. Finalmente, dio con los dos distintos sistemas vagales: el vago ventral y el dorsal. Posteriormente observó y demostró en estudios que existe una conexión entre los trastornos mentales y un debilitamiento del sistema vago ventral. Él basó su teoría en algunos síntomas que ocurren con cierta frecuencia. Entre ellos se encuentran, por ejemplo, la hipersensibilidad auditiva o la incapacidad de hacer o mantener contacto visual.

No obstante, ¿cómo podemos utilizar esto para mejorar nuestra salud en el día a día? En resumen, la teoría polivagal distingue tres sistemas o estados fisiológicos autónomos, que se denominan vago ventral, simpático y vago dorsal. Estos estados corporales, denominados mecanismos de adaptación, recurren a diversas capacidades físicas, y cada uno provoca patrones de comportamiento típicos. Asimismo, cada uno de estos mecanismos está representado por diferentes contextos anatómicos. La teoría también describe que los tres patrones de reacción funcionan jerárquicamente. Los cambios rápidos entre los tres estados autónomos son parte normal de la fisiología del ser humano, así como del resto de vertebrados. Sin embargo, cuando nos quedamos atrapados en uno de estos patrones supone una desviación de la norma y, por lo tanto, un caldo de cultivo para que surja la enfermedad.

El objetivo final siempre es la supervivencia, así como recuperar y mantener nuestra seguridad. Identificar cada situación y el contexto anatómico nos llevará a una serie de ejercicios coherentes diseñados para cada situación, que veremos en la tercera parte (a partir de la página 131), y que ayudarán a tu cuerpo en la transición a un estado autónomo más favorable. No obstante, antes de llegar tan lejos, vale la pena echar un vistazo a cómo funciona la jerarquía autónoma.

Nuestro sistema nervioso autónomo reacciona ante todo lo que conforma nuestro entorno a una velocidad vertiginosa. Cada pequeño estímulo es registrado subconscientemente, comparado con lo conocido y categorizado. Así es como reaccionamos ante lo agradable, lo desagradable y lo peligroso con los tres patrones autónomos antes descritos. El sistema nervioso autónomo también mantiene las funciones orgánicas básicas de forma independiente y, por lo tanto, en general de forma inconsciente para nosotros. Entre estas funciones se incluyen, por ejemplo, la digestión y la frecuencia cardíaca. Estoy segura de que estarás de acuerdo conmigo en que resulta muy difícil mantener el pulso tranquilo durante un momento de gran excitación. El sistema nervioso autónomo basa sus decisiones en todas las experiencias previas y siempre trabaja para asegurar tu bienestar y tu supervivencia.

Los tres patrones de respuesta del sistema nervioso

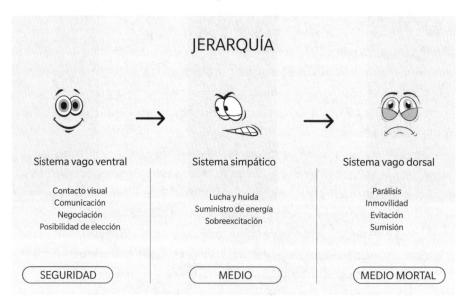

Mientras nuestro tronco encefálico clasifique los estímulos entrantes como seguros, permaneceremos en el programa del nervio vago ventral. Sin embargo, tan pronto como nuestro cuerpo cree estar amenazado, se produce el cambio al simpático y, subconscientemente, decidimos luchar o, si eso no es posible, huir del peligro. Si nuestro cerebro interpreta la situación como una amenaza para la vida, el vago dorsal toma el relevo y nos deja aguantar en un estado de entumecimiento, impotencia y rigidez. Cuando salimos de este estado en el que nos hacemos los muertos, también sucede en el orden jerárquico, desde el nervio vago dorsal, pasando por el sistema nervioso simpático, hasta el sistema vago ventral. Esto explica por qué las personas que han estado en un estado de desconexión o rigidez durante mucho tiempo, de repente, muestran rasgos muy combativos o, ante el asombro de quienes los rodean, huyen precipitadamente, ya que en cuanto el sistema nervioso se vuelve a poner un poco en marcha se abren posibilidades que antes no estaban al alcance. Después de una nueva fase de regulación, lo normal es que del sistema de lucha o huida se pase de nuevo al modo del nervio vago ventral. A partir de aquí, la vida vuelve a la normalidad. Echemos un vistazo más detallado a qué supone esto conforme a cada uno de los patrones de respuesta.

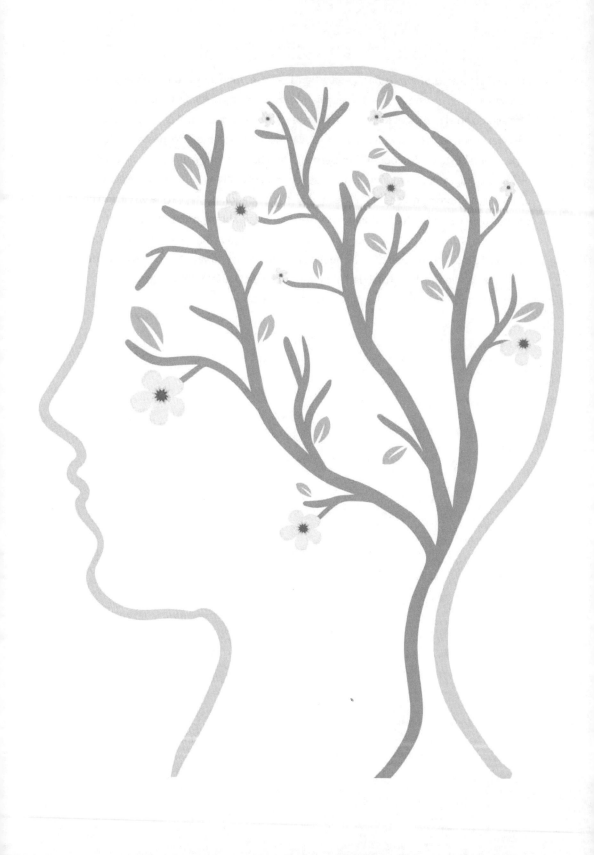

2
El vago ventral: el sistema de conexión social

Comprender y reforzar al más joven de los tres sistemas de respuesta autónomos evolutivamente hablando mejorará tu salud y la de los demás. Si estimulas activamente este sistema a través de ejercicios reguladores, tus procesos autónomos mejorarán. Esto ampliará tu forma de ver las cosas y enriquecerá tu vida y la de los que te rodean. Puedes lograr esta regulación por ti mismo a través de ciertos ejercicios corporales y de respiración. En la tercera parte de este libro (a partir de la página 131) te mostraré algunos de ellos. También hay actividades cotidianas, como un paseo por la naturaleza o una siesta, que mejoran la regulación. Por supuesto, la regulación con ayuda de un terapeuta o de familiares, amigos y conocidos también funciona, gracias a nuestra naturaleza social.

Cuando el sistema vago ventral está activo, nos sentimos sanos, a gusto y, sobre todo, seguros. Somos capaces de orientarnos bien, tanto temporal, espacial como socialmente, así como en la vida en general. Sabemos dónde está nuestro lugar y lo ocupamos. Somos creativos y tenemos la fuerza y la motivación suficientes para que nuestro día a día sea variado. Podemos practicar deporte, salir de excursión, cantar en un coro o simplemente tararear mientras montamos en bicicleta. En definitiva, podemos dedicarnos a nuestros pasatiempos con alegría. La curiosidad es la razón de nuestras acciones, el miedo es, a lo sumo, un mecanismo de protección saludable. Un sueño sano y suficiente mejora la regeneración y nos hace sentir en paz. Nos comunicamos desde el corazón y no solo por necesidad u obligación. Nos comunicamos en una variedad de formas y somos empáticos y agradables con los demás. También somos capaces de confiar en otras personas y de formar relaciones y vínculos humanos con bastante naturalidad. En este estado podemos sentir el profundo sentimiento del verdadero amor incondicional; amor por la naturaleza, por el prójimo, por la vida, por la creación. En este estado nos sentimos conectados con nosotros mismos y con la comunidad. Somos sensibles y nos gusta relacionarnos con otras personas. Sentimos lo cerca que podemos llegar a ellas y cuándo es mejor dejar a alguien solo. En este sentido, podemos apartarnos honesta y conscientemente sin reclamar la atención de los demás. Respetamos nuestros límites y los de nuestros semejantes. Mostramos claridad, bondad y estabilidad verbal y no verbal. Nuestros poderes de autocuración están activos y deseamos llevar un estilo de vida saludable. La motivación para hacer esto surge de forma automática y no por una necesidad interior de imitar ningún modelo a seguir. Queremos vivir nuestra identidad y no lo dudamos ni por un momento. Y, por supuesto, se abren muchas ideas sobre cómo podemos hacer que nuestra vida tenga sentido. Somos capaces de decidir por nosotros mismos. Cuando se trata de temas complejos, este sistema nos permite comportarnos de manera amistosa y sincera, y no ser ni hostiles ni combativos. Defendemos genuinamente nuestros derechos y necesidades. Vivir de forma saludable elimina la necesidad de pelear y discutir. Ganar y triunfar pasa a ser secundario.

Este estado de absoluta serenidad, dominado por el sistema vago ventral, es exactamente lo que envidiamos de los personajes de películas o superhéroes. Todo va bien, la vida es positiva y cuando surge un problema, se soluciona con tranquilidad. Sin embargo, incluso en este estado somos conscientes de que la vida no siempre es de color de rosa. No obstante, con una forma saludable de ver las cosas percibimos los altibajos de manera realista, en lugar de negarlos o ignorarlos. Esto incluye la habilidad y la confianza necesarias para poder experimentar toda la gama de emociones para alcanzar siempre un estado de seguridad, calma, satisfacción y vitalidad personales. En un mundo agitado como el nuestro, el sistema vago ventral agradece que se le recuerde su existencia de vez en cuando. Quizás nuestra necesidad de comunicarnos de forma relajada y serena conforme al modo ventral nos impulse a beber ritualmente vino tinto con los amigos, a tomar una cerveza después del trabajo o a fumar sustancias relajantes, o bien nos empuja a relajarnos mediante el yoga o la meditación.

Para lograr la regulación deseada, dado que esta produce un placer subjetivo, a veces podemos excedernos e ir por mal camino, por ejemplo, recurriendo a ciertas ayudas. En esos casos suele aumentar el consumo de sustancias adictivas o se utilizan psicofármacos, tranquilizantes, ansiolíticos o somníferos. Para evitar que esto suceda, es muy útil trabajar la autorregulación lo antes posible y sin sufrimiento. Siempre tenemos a mano el mejor medio para ello: nuestra respiración.

> ### Respirar relajadamente de forma consciente
>
> Tómate un momento para ti ahora y hazlo siempre que sientas la necesidad de relajarte un poco y volver al presente. Inspira de forma relajada y placentera, y luego espira lenta y profundamente. Deja que tu aliento fluya entre tus labios ligeramente separados, como si quisieras dejar que la llama de una vela parpadeara con suavidad. Descubre la ligereza y también la longitud de tal aliento. Repite el ejercicio unas cuantas veces y siente cómo algo cambia en ti.

Un ejemplo práctico del vago ventral

Veamos, ¿a quién de tu entorno familiar te recuerda la siguiente descripción de una cajera de mi supermercado favorito? Cada vez que me detengo frente a la caja registradora, ella saluda a los clientes de forma amistosa. Levanta siempre la vista de la caja y mira con buenos ojos a la gente. Mientras tanto, parece realizar su trabajo sin esfuerzo. A menudo bromea con los clientes. A veces me pregunta qué me gustaría cocinar con tal o cual verdura. También ayuda a buscar las moneditas en las carteras de las personas mayores, que siempre confían en ella. Siempre es amable con sus compañeros. A los aprendices les gusta sentarse con ella en la caja registradora porque siempre se muestra empática hacia ellos, por muy ocupada y estresada que esté. Ella se coloca pacientemente detrás de ellos y les ayuda respetuosamente a solucionar sus dudas. Lleva un jersey grueso para protegerse de las corrientes de aire del exterior. La mujer parece no sentir pena alguna y siempre tiene a mano una solución cuando hace falta. Ella es como la luz del sol, sin pretender llamarse así. Cada vez que me detengo en su caja, tengo la sensación de que mi compra no es lo único que me representa. Esta soy yo y esta es mi compra. Ella me ve como un ser humano, así que realmente disfruto yendo al supermercado a hacer la compra. Además, por muy cansada que esté, siempre me gusta dejarme contagiar por su buen humor. Sin quererlo, me vienen a la cabeza muchas cosas que desearía para ella. El sistema autónomo de la cajera claramente ha contagiado a mi sistema autónomo con una actitud amable, es decir, con las cualidades de su vago ventral.

Estoy bastante segura de que conoces a alguna persona que se ajusta a mi descripción, y en cuya compañía te transformas mágicamente en una persona empática, según el principio de «un sistema nervioso contagia al de al lado con el virus de la amistad».

Breve empujón perceptivo

Llegados a este punto, es posible que desees dejar el libro a un lado por un momento y pensar en la persona que te acaba de venir a la cabeza. Piensa en cómo te sientes y qué reacción física o impulso surge en ti. Es muy probable que te sientas relajado. Deja que esta sensación fluya por tu cuerpo durante un momento y observa cómo puedes regularte rápidamente hacia ella para relajarte y activar así tu sistema vago ventral —sin ningún conocimiento previo— o sin haber leído todo el libro, tan solo a través de tu imaginación. Esta es solo una de las muchas posibilidades.

Dado que la intención de este libro es servir de entrenamiento, tómate un momento para darte cuenta también del efecto contrario. Piensa en algo insignificante que, sin embargo, te haya molestado en los últimos días. Siente cómo algo cambia en tu cuerpo. Tal vez notes tensión en alguna parte del cuerpo o te venga a la cabeza algún pensamiento. Simplemente, mantén esta breve experiencia sensorial tal cual y vuelve a pensar en la persona amable de antes. Ahora, siente cómo tu cuerpo experimenta de nuevo un pequeño y placentero cambio. Ya tienes una ligera idea de cómo funciona tu sistema nervioso autónomo.

El sistema nervioso autónomo no funciona sin más. Su correcto funcionamiento necesita de estructuras anatómicas intactas y sin problemas. Los sistemas corporales que funcionan correctamente garantizan procesos neuronales y bioquímicos óptimos.

El sistema vago ventral, también llamado sistema de conexión social o sistema de compromiso social, está formado por múltiples estructuras que están anatómica y funcionalmente conectadas. Entre estas se incluyen la corteza cerebral motora, el tronco encefálico y los nervios craneales que se originan allí, así como sus «órganos diana», de los que hablaré en detalle más adelante. Expresados en números romanos conforme a la nomenclatura anatómica tradicional, estos incluyen los nervios craneales V, VII, IX, X y XI, y cada número representa un par de nervios craneales, es decir, las ramas derecha e izquierda.

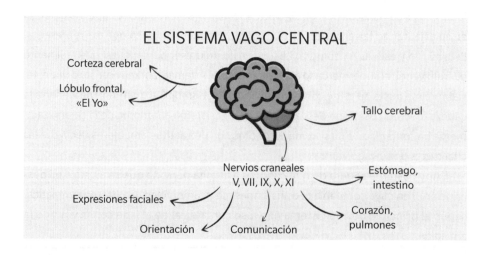

EL SISTEMA VAGO CENTRAL

Corteza cerebral

Lóbulo frontal, «El Yo»

Tallo cerebral

Nervios craneales V, VII, IX, X, XI

Estómago, intestino

Expresiones faciales

Orientación

Comunicación

Corazón, pulmones

El nervio vago y los principios osteopáticos

Debido a que se hace mención a él en el título, y al hecho de que tiene un área de actuación mayor y, por lo tanto, una influencia bastante importante, empezaré por el nervio vago. Es el nervio de nuestro cuerpo que nos proporciona descanso y, por lo tanto, regeneración y sanación. Forma el décimo de nuestros doce pares de nervios craneales. Debemos prestar atención a la estructura y el recorrido del nervio vago, ya que tan pronto como una estructura de nuestro cuerpo se encuentra bajo presión, es decir, constreñida, o no recibe suficiente sangre, su función se ve afectada. Baste una simple comparación: si alguien pisa en algún punto la manguera del jardín, el agua no saldrá y el jardín acabará por secarse. Con respecto al nervio vago, esto supone que, si hay alguna tensión, cicatriz o bloqueo en algún punto de su recorrido, su funcionamiento puede verse afectado.

En osteopatía existen algunos principios que no solo son aplicables al nervio vago, sino que funcionan como supuestos generales. Según estos, el cuerpo humano y la psique conforman una unidad con suficiente potencial para permitir la autocuración, así como un mantenimiento adecuado. Además, se describe la conexión y, por lo tanto, la interacción entre estructura y función. Una estructura saludable asegurará funciones corporales saludables. Las funciones corporales alteradas pueden, a su vez, causar daños estructurales. La circulación sanguínea juega un papel clave aquí, es decir, el sistema cardiovascular. Podría compararse con la red de tuberías de una ciudad, ya que el suministro y la eliminación de los deshechos deben estar garantizados, de lo contrario pueden aparecer enfermedades. Muchos de vosotros habréis notado que después de estar tumbados sobre el brazo durante mucho tiempo este se queda dormido o entumecido. En este caso, se trata de una causa inofensiva con consecuencias desagradables que se pueden eliminar con bastante rapidez moviendo el brazo. No obstante, estos principios osteopáticos se aplican a todo el cuerpo y, en general, a todos los sistemas biológicos.

Volvamos al nervio vago. Su nombre, como ya mencioné con anterioridad, significa que vaga o deambula. Un nervio que vaga por el cuerpo... suena emocionante. Obviamente, no lo hace al azar, hoy está aquí y mañana allá. Más bien, significa que el cordón nervioso tiene múltiples ramificaciones y conecta muchos órganos diferentes. Discurre desde el cráneo, por el lateral de la parte anterior del cuello, hasta el abdomen. Hay algunas zonas a lo largo de este recorrido donde puede estrecharse. Una vez sabemos por donde discurre, podemos usar esta información para descomprimirlo, regular la tensión de los tejidos a su alrededor y mejorar así su función, fortaleciendo el sistema de conexión social.

La primera de sus células nerviosas surge en el tronco encefálico, aproximadamente en el área donde el cráneo se asienta sobre la columna cervical y la médula espinal pasa a través del agujero occipital del cráneo hacia el cerebro, en lo que se conoce como bulbo raquídeo. El tronco encefálico es la parte más antigua del cerebro en términos evolutivos y, por lo tanto, es responsable de las tareas más necesarias para la supervivencia. ¿Será realmente una coincidencia que cuando estamos completamente relajados en la tumbona de la playa o en el sofá crucemos las manos y las coloquemos detrás de la nuca, mientras cerramos los ojos o miramos a lo lejos? Parece como si subconscientemente quisiéramos apelar a nuestros instintos más profundos. Es la parte de nuestra cabeza que descansa sobre los pulgares en esta posición la que alberga la zona cerebral encargada de ello, el tronco encefálico. Aquí es donde el nervio vago inicia su recorrido. Parece como si nuestras manos quisieran proteger esta región, calmarla o simplemente animarla a trabajar. Es como si instintivamente quisiéramos establecer contacto con esta región del cerebro a través de nuestras manos. En la parte de ejercicios del libro deberás recordar esta conexión durante el primer ejercicio.

El tronco encefálico consta de varias partes, llamadas núcleos de los nervios craneales. Las primeras células nerviosas del nervio vago surgen de uno de estos núcleos, el *Nucleus ambiguus*.

Este inicia su recorrido en la parte posterior de la cabeza, en un lado del cráneo y detrás de la oreja. Debes de haber masajeado instintivamente este punto muchas veces, por ejemplo, cuando te duele la cabeza. También abordaremos este punto en la parte de ejercicios, pues ahí se encuentra una abertura bastante grande e importante, el foramen yugular. Se trata de una zona entre dos huesos del cráneo. El más ligero cambio en el tamaño de esta zona o en la tensión del tejido circundante puede afectar a todas las estructuras que lo atraviesan, incluido el nervio vago. Quizás te preguntes cómo es posible que cambie la abertura entre dos huesos. Esto puede suceder, por ejemplo, por un golpe en la cabeza o por operaciones y cicatrices en las áreas próximas. El cráneo, que parece duro y sólido en sí mismo, es tan dinámico y cambiante como el resto del cuerpo en lo que respecta a la forma de insertarse el tejido.

Pero volvamos al nervio vago. Además de la cabeza, que acabamos de mencionar, atraviesa otras tres partes del cuerpo: el cuello, el pecho y el abdomen. Estas son las regiones por las que se extiende:

- **Cabeza:** abastece a parte de la duramadre de la fosa craneal posterior. Las meninges forman la cubierta protectora del cerebro y la médula espinal y, por lo tanto, del sistema nervioso central. Las enfermedades infecciosas, como la meningitis, pueden provocar pequeños cambios estructurales y, por tanto, tensión en las meninges. Asimismo, un golpe en la cabeza puede causar cambios en la tensión de los tejidos. El nervio vago podría absorber estos sutiles cambios de tensión y transmitirlos en forma de dolor o estímulo táctil. A menudo, no prestamos la debida atención a esta pequeña rama nerviosa. Sin embargo, es muy interesante cómo las meninges de la fosa craneal posterior se fusionan con las membranas de la médula espinal, de forma que esta diminuta rama abre una pequeña parte de la envoltura que rodea todo el sistema nervioso central. Como todo está conectado con todo, cualquier irritación en esta envoltura toca y afecta a una pequeña parte del nervio vago; otra pequeña rama que también transmite impulsos de dolor desde una parte del conducto auditivo externo. ¿Será por eso que a algunas personas les resulta relajante tocarse las orejas?

- **Cuello:** desde la cabeza, el nervio vago va directamente a la zona del cuello. Discurre a lo largo del cuello junto a una gran arteria. Esta alianza muestra por sí sola la importancia de esta estructura en nuestro cuerpo. Bien protegido en lo profundo del cuello, aquí se ramifica de nuevo. Junto con otro nervio craneal, forma una red que inerva los músculos y la membrana mucosa de la laringe. Los músculos de la laringe, que reciben los impulsos nerviosos del vago, juegan un papel crucial en la posición de las cuerdas vocales. Estas producen los sonidos, es decir, forman nuestra voz. De este modo, las irritaciones en el nervio vago pueden afectar a la voz y, por lo tanto, influyen en nuestra capacidad para comunicarnos. Tal vez algunos de vosotros estéis familiarizados con una de estas irritaciones en forma de complicación tras una cirugía de tiroides. Desgraciadamente, dado que el nervio vago discurre muy cerca de la glándula tiroides, a veces este se daña durante la cirugía y, como consecuencia, las personas afectadas padecen ronquera. No obstante, también hay otro desequilibrio en el curso del nervio vago que puede hacer que la voz suene ronca o estridente. En terapia, muchas personas ejercitan instintivamente el nervio vago al cantar. Es casi imposible que sintamos miedo mientras cantamos. Cuando te encuentres en una situación que te genera mucha ansiedad, pruébalo, intenta tararear o cantar. Volveremos sobre esto en el capítulo de ejercicios (véase página 131 y ss.). También hay otras ramas nerviosas importantes que se bifurcan en la zona del cuello. Algunas se dirigen hacia una parte del corazón y se encargan de ralentizar la frecuencia y la conducción cardíaca. El pulso es un ejemplo de cómo tu cuerpo controla ciertos procesos de forma autónoma. Así, durante un examen, puedes notar cómo el corazón te late literalmente «en el cuello». En esos momentos, esa parte del nervio vago parece estar completamente bajo la influencia del belicoso sistema nervioso simpático.

- **Pecho:** veamos ahora el nervio vago más allá del pecho. En términos generales, comienza a la altura de las clavículas, los dos huesos transversales, fácilmente palpables y, en la mayoría de los casos, visibles entre la parte frontal del cuello y el pecho. Desde aquí, piensa en la zona posterior al esternón, en el interior del pecho, e imagina los bronquios, los pulmones y el esófago. Las ramas del nervio vago que se extienden hacia los bronquios y los pulmones se encargan de que haya una elevada secreción mucosa, lo cual puede observarse claramente después de dormir en forma de abundante esputo matutino. El reflejo de la tos también está controlado por el vago. Este se encarga de transmitir información sobre los estímulos provocados por cuerpos extraños a los centros cerebrales correspondientes. El nervio vago se ramifica aún más en dirección al esófago. Este órgano muscular y hueco en forma de tubo transporta la comida desde la cavidad oral hasta el estómago y es ayudado en esta función por el nervio vago, el cual estimula la formación de mucosa en el esófago, creando así una capa deslizante a lo largo de este. También controla el transporte del quimo, controlado por reflejos a través de movimientos musculares similares a ondas. Esta es la razón por la cual cuando estamos muy emocionados la comida se atasca literalmente en nuestra garganta, y de que no podamos masticar, tragar y digerir bien cuando estamos estresados. La onda muscular (peristalsis) va desde el esófago a través de todo el tracto gastrointestinal del esófago. Si el nervio vago está irritado por el estrés, aparecen trastornos funcionales en todos los órganos que inerva. Su relación con el esófago tiene importantes consecuencias. Así, por ejemplo, si el nervio vago está afectado puede aparecer dificultad para tragar, acidez estomacal, reflujo del contenido del estómago, enfermedad por reflujo o incluso dolor detrás del esternón. Un sistema nervioso autónomo equilibrado a veces puede hacer maravillas en estos casos, siempre y cuando se trate de un deterioro funcional.

Sigamos con el nervio vago. La conexión anatómica entre el estómago y el esófago provoca un interesante movimiento de las fibras nerviosas del vago durante el desarrollo del embrión. Aproximadamente dentro de las primeras siete semanas, el estómago experimenta un movimiento de crecimiento embrionario. El cambio asociado en la posición del estómago da como resultado una reubicación de las fibras nerviosas del nervio vago. La izquierda es empujada hacia adelante por la torsión del estómago, mientras que la derecha se mueve hacia atrás al mismo tiempo. Esto da como resultado los términos vago anterior y posterior, que solo hacen referencia a su ubicación en el tórax, es decir, delante y detrás del esófago. Esta denominación no tiene nada que ver con los términos vago ventral y dorsal y los estados autónomos descritos por Porges. Con esta denominación, Porges se refiere principalmente a las áreas centrales del tronco encefálico.

En la parte inferior de su recorrido, el nervio vago rodea el esófago como una red. A partir de ahí, ya no es posible distinguir en el vago dos fibras nerviosas, derecha e izquierda, claramente delimitadas, sino un tronco vago derecho e izquierdo.

- **Abdomen:** el esófago y los dos troncos del vago pasan a través de una abertura común en el diafragma y actúan como partes del sistema vago dorsal, el cual describiré con más detalle más adelante. En la parte de ejercicios, a menudo hablaremos de la respiración consciente. Cada respiración, sobre todo cuando se profundiza suavemente en el abdomen, puede influir positivamente en la situación del diafragma y, por lo tanto, alrededor de las ramas nerviosas del nervio vago. Debajo del diafragma se encuentra otra ramificación más que se extiende a todos los órganos de la parte superior del abdomen, a saber, el estómago, el intestino delgado y el intestino grueso. Sin embargo, el nervio vago solo inerva hasta el pliegue izquierdo del colon, bajo el arco costal izquierdo. El resto del colon está controlado por otra red de nervios que sube desde la pelvis. El hígado, la bilis, el páncreas y los riñones también reciben señales del vago. Estos estimulan a los órganos abdominales para que produzcan más secreciones. Además de querer premiarnos con comida o darnos un capricho, la clave de la autorregulación está en este contexto anatómico. Cada vez que la comida entra en la cavidad oral y viaja a través del canal alimentario, la parte relajante del sistema nervioso se activa y nos calma. Esto explica por qué muchas personas comen entre horas durante la noche, o bien comen sin control. Si la dieta está bien equilibrada, hay que evitar este mecanismo mediante ejercicios frecuentes de relajación. Si pese a todas las dietas y planes nutricionales sigues sin poder controlar tu apetito, trata de hacer cada día los ejercicios de relajación de la tercera parte (desde la página 139).

No obstante, este no es el único síntoma que te guiará a la hora de seleccionar el ejercicio adecuado. Todos los órganos relacionados con el vago pueden mostrar una variedad de síntomas. Ya he mencionado algunos, pero siempre que tengas la sensación de que algo no va bien, aunque la medicina convencional no pueda determinar nada, prueba a realizar los ejercicios de regulación. A veces, los pequeños ejercicios hacen milagros.

Quizás después de esta digresión anatómica sobre el nervio vago seas más consciente de por qué un desequilibrio entre los estados de tensión y relajación puede provocar manifestaciones y síntomas físicos violentos. Tal vez corrigiendo este desequilibrio puedas reducir la intensidad de los síntomas de la siguiente lista y te animes a realizar alguno de los ejercicios:

- ✓ Trastornos del habla.
- ✓ Sensación de nudo en la garganta.
- ✓ Arritmia cardíaca.
- ✓ Presión arterial alta.

✓ Estreñimiento crónico.

✓ Calambres en el estómago.

✓ Exceso de acidez en el estómago.

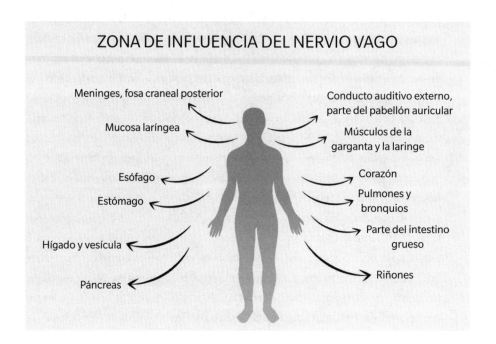

ZONA DE INFLUENCIA DEL NERVIO VAGO

Cómo actúa el nervio vago

Una de las tareas principales del vago ventral es la de procurar la inhibición del sistema de lucha y huida y, por lo tanto, también evitar una posible reacción de parálisis. Aparte de otros efectos sutiles, esta función nos sirve a los mamíferos para preservar la especie, ya que la reproducción solo puede darse si somos capaces de establecer vínculos sanos y estables. Después de todo, el comportamiento defensivo solo se inhibe si la situación se considera segura. Solo entonces podemos movernos en una relación interpersonal amable y desarrollar la profunda confianza necesaria para que haya intimidad.

Cuando el más mínimo estímulo sensorial representa un posible peligro, un circuito neurofisiológico hace una comparación ultrarrápida en el cerebro. ¿Cómo funciona este circuito en caso de una amenaza potencial? Supongamos que el sistema vago ventral domina a una persona que va caminando tranquilamente por el bosque; es un gran día de verano, huele estupendamente, se oye cantar a algunos pájaros y la naturaleza verde es, sencillamente, relajante. De repente se oye un crujido entre la maleza, un sonido que no encaja en absoluto con la situación anterior. Entonces, el vago ventral activa su función de orientación. Los sentidos del oído y la vista se dirigen hacia el origen del ruido y tratan de localizarlo y clasificarlo. Inmediatamente, se pide a los músculos del cuello que giren e inclinen la cabeza a tal efecto. Según el tipo de amenaza, también se consultan otros sentidos. Por ejemplo, si suena una alarma contra incendios, el sentido del olfato intentará detectar el olor a quemado, y si una comida no tiene el color adecuado, el sentido del gusto estará particularmente activo, tratando de detectar si la comida está en mal estado y, por lo tanto, puede ser una amenaza. Aquí, en el bosque, toda la información recopilada sobre el extraño crujido llega primero a un importante centro de control en el cerebro: el tálamo, en el diencéfalo, la «puerta de entrada a la conciencia». Este centro de control examina los estímulos entrantes, en este caso el crujido sin una causa visualmente reconocible, y decide qué camino tomar: o una reacción autónoma súper rápida o una reacción algo más lenta, pero racional. La respuesta consciente utiliza funciones cerebrales superiores de naturaleza analítica enfocada a hallar una solución. Por ejemplo, puede preguntarle al compañero de excursión si escuchó lo mismo, o bien llamar al guardabosques y preguntarle si hay depredadores peligrosos por la zona, o detenerse y observar en silencio los alrededores. Tal vez el cerebro esté recordando la tormenta de hace unos días en este mismo momento y atribuya de forma concluyente el ruido a una rama rota.

Dado que este libro trata principalmente sobre las reacciones autónomas del cuerpo, sigamos con el emocionante paseo interior. Echemos un vistazo a los mensajes rápidos que se producen. Si el tálamo clasifica el crujido como inexplicable y, por tanto, altamente peligroso, se envía un mensaje a una estructura cerebral llamada amígdala. Se trata de una especie de central de alarmas que asocia determinados hechos con sentimientos y los almacena. En el caso de los trastornos relacionados con traumas, la amígdala, con frecuencia, percibe peligro en casi todas partes. Por eso, con el tiempo, tiende a reaccionar de forma exagerada. Sobrevalora los estímulos menores y desencadena constantemente la respuesta de emergencia, de lucha o huida asociada al *shock* y al miedo. En este ejemplo, eso podría significar huir del bosque o, al menos, hacer que el resto de la caminata sea cualquier cosa, menos relajada. Observamos constantemente la maleza con desconfianza, se acaba la conversación y dejamos de escuchar el canto de los pájaros.

Muchos de vosotros estáis familiarizados con la idea del miedo extendiéndose poco a poco como una plaga. El ejemplo del ruido en el bosque es tan solo uno entre muchos. Veamos ahora otro ejemplo para ilustrar cómo se extiende el miedo. A veces, después de tener un accidente de tráfico, a muchas personas les da miedo volver a viajar en coche, y necesitan cierto tiempo hasta estar preparadas de nuevo. Sin embargo, si el miedo no se regula, viajar en el asiento del pasajero puede volverse realmente difícil o incluso insoportable. Después le explicas detalladamente a tus amigos o familiares que viajar en coche contamina el medio ambiente, y te conviertes en peatón. Ahora, además de miedo, también has establecido estrategias de evitación. Si el estado desregulado sigue su curso, algún tiempo después, es posible que no haya un solo coche que no te parezca una potencial amenaza, y caminar por la acera solo funciona si lo haces pegado a la pared de un edificio. Probablemente sea mejor no salir en absoluto...

El cerebro es creativo, encuentra soluciones y, sobre todo, estrategias de evitación provocadas por el miedo. Estas son, con frecuencia, las que posteriormente hacen la vida cada vez más difícil y menos colorida. Las cosas pueden desarrollarse de mil formas distintas, pero también se entremezclan. Sin embargo, la naturaleza humana siempre sigue los mismos caminos. Aquí resulta evidente por qué es tan importante estimular el sistema nervioso, sobre todo mediante ejercicios relajantes, para que no reaccione siempre de una forma tan exagerada. Si sientes miedo con demasiada frecuencia, merece la pena que hagas un pequeño descanso de la lectura en este momento. Tal vez pueda infundirte valor saber que, con un poco de práctica, tu sistema nervioso también puede reflexionar sobre el estado de seguridad.

Miedo - ansiedad - pánico

Al igual que la ira o la alegría, el miedo es uno de los sentimientos básicos que todo ser humano siente. Sin embargo, la intensidad y la frecuencia de la ansiedad varía de una persona a otra. La sensación de miedo es siempre una respuesta del sistema nervioso ante una amenaza real o percibida. Incluso un estímulo leve, a veces apenas perceptible, es suficiente para desencadenarlo. Puede surgir de otro sentimiento, un pensamiento, una percepción sensorial o, en general, de cualquier información procedente del exterior o del interior. Básicamente, el miedo tiene la función de protegernos.

Se diagnostica un trastorno de ansiedad cuando el miedo se presenta con demasiada frecuencia o de manera desproporcionada en relación con la situación dada. Además, las personas afectadas no siempre son capaces de identificar el motivo de la aparición del miedo. El cuadro sintomático se convierte con frecuencia en un compañero de viaje agotador y muy estresante y, a menudo, deteriora enormemente nuestra calidad de vida.

Si los síntomas de ansiedad persisten durante un largo período de tiempo, a veces se acumulan estados de excitación en el sistema nervioso. Es entonces cuando pueden aparecer los ataques de pánico, provocando estados extremos que casi excluyen por completo el pensamiento racional.

Los síntomas físicos del miedo adquieren entonces un carácter aparentemente abrumador, y los afectados suelen expresar la sensación de que tienen miedo de morir.

La sensación de miedo desencadena en el cuerpo las reacciones de lucha, huida o parálisis. Estas reacciones, llamadas «de supervivencia» a menudo se manifiestan con síntomas físicos evidentes, pero también en conductas de evitación. Con frecuencia aparecen síntomas que los afectados no necesariamente atribuyen a su trastorno de ansiedad. No es raro que esta situación prolongue aún más el calvario. Entre estos síntomas se incluyen los siguientes:

- Trastornos digestivos, como cólicos intestinales, diarrea o estreñimiento.

- Palpitaciones, taquicardia, sensación de opresión en el pecho.

- Trastornos del sueño.

- Dolor físico.

- Trastornos respiratorios como hiperventilación, dificultad para respirar o sensación de falta de aire.

- Sofocos, sudoración, frío.

- Agitación, temblores, nerviosismo.

- Desorientación, mareos, somnolencia.

Rastreo

En la tercera parte del libro veremos muchos ejercicios relajantes (a partir de la página 139) que ayudan al sistema vago ventral. No obstante, siempre es aconsejable hacer una pausa y reflexionar sobre uno mismo. Observa cómo reacciona tu cuerpo a lo que acabas de leer, y dale un impulso a tu cuerpo hacia la relajación. Observa cómo tu respiración va y viene por un momento. La forma en que fluye tu respiración en este momento es la correcta; no necesitas cambiar nada al respecto. Confía en tu cuerpo, este encontrará el patrón adecuado para ti de forma completamente autónoma. Ahora, con empatía, incorpora todos tus síntomas en el flujo de tu respiración. Cada sentimiento de ansiedad, cada sentimiento de depresión, cada dolor emocional y físico. Todas estas cosas pueden estar allí. Tienen una justificación, se basan en experiencias vitales. Ahora deja que la espiración se alargue un poco más. Imagina cómo tu espiración hace parpadear suavemente la llama de una vela. El aire debe salir de la boca de forma que pueda oírse ligeramente. Puedes hacer lo mismo en cualquier situación de tu vida. Inspira suavemente y espira del mismo modo, pero durante más tiempo. Esta es la forma de decirle a tu cuerpo que estás seguro en este momento. Lo ideal es repetir esto varias veces al día, tantas como quieras.

Regresemos ahora al circuito autónomo de respuesta a las amenazas. La central de alarmas de la amígdala no es la única estación en el camino del estímulo a la reacción. Existe otra subestación que recibe información de ella antes de que se produzca la reacción física real: el hipotálamo, una de las estructuras cerebrales más importantes para el sistema nervioso autónomo.

Algunos llaman al hipotálamo el centinela del sistema nervioso autónomo. El llamado eje de la hormona del estrés sale de él. Esta estructura, también conocida como eje hipotálamo-hipófisis-suprarrenal, básicamente se encarga de organizar el suministro de energía en el cuerpo a través de las hormonas. Cuando se siente amenazado, el sistema nervioso simpático se activa en este eje hormonal. Sin embargo, cuando no es posible luchar o huir, el hipotálamo participa en la inhibición muscular, apoyando así la respuesta de parálisis, el programa del sistema vago dorsal.

Con el deseo interior y la necesidad vital de activar más el sistema vago ventral en mente, echemos un vistazo a nuestra vida social. Pese a nuestros buenos propósitos, es evidente que el vago ventral a menudo no determina nuestra vida cotidiana. Con demasiada frecuencia, la lucha, la huida o la parálisis conforman nuestro comportamiento, a menudo, inconscientemente, y, lamentablemente, solo en raras ocasiones se produce una verdadera conexión sincera, genuina y amorosa. Demasiadas broncas aquí y allá, se buscan errores y culpables, hay bocinazos, gritos, golpes... El negocio de los seguros está en auge, los abogados están muy ocupados. Luchar para lograr el éxito, abrirse camino a mordiscos o desafiar realmente a alguien... esa parece ser ahora la norma. Uno podría pensar que lo único que nos representa a todos es el tronco encefálico y luchamos constantemente por la supervivencia. ¿Dónde está nuestra corteza cerebral con su conocimiento superior, nuestra inteligencia y la capacidad de respetarnos? ¿Sabemos de dónde surgen los innumerables problemas de relación de nuestra sociedad, tanto a nivel profesional como privado? ¿Es esta la solución a la enorme cantidad de rupturas y separaciones? ¿Hemos olvidado la capacidad de tratarnos con cariño o es que no hemos aprendido nada?

Tal vez sea apresurado, pero en general —las excepciones confirman la regla— yo percibo una brutalización de la sociedad. Desde mi punto de vista, estamos atrapados en una dinámica que está impulsada más por los modos de lucha, huida y parálisis que por la dirección del vago ventral. ¿Por qué? ¿Cómo vamos a poder experimentar seguridad y tener relaciones sanas cuando el escepticismo acecha en cada encuentro, cuando «confianza» es una palabra extraña y en cambio se extiende el miedo a ser atacado o traicionado? ¿Qué le sucede a una sociedad cuando la cultura del diálogo se convierte en un bien de lujo? ¿Qué nos sucede cuando estamos tan predispuestos a la lucha que escuchar se convierte en todo un desafío, cuando la gente se encierra en la soledad porque cualquier alternativa resulta demasiado peligrosa a nivel emocional? La solución podría ser muy simple: todos necesitamos más actividad del sistema vago ventral. De este modo nos daríamos cuenta rápidamente de que, en la mayoría de los casos, nuestro entorno es esencialmente seguro, y luchar, huir, o quedarse paralizado son solo patrones que ya no son necesarios. Decidir a favor o en contra de la interacción social es responsabilidad exclusiva de cada individuo. Nadie más que nosotros mismos puede asumir la responsabilidad de nuestros pensamientos, nuestras decisiones y nuestras acciones. Depende de nosotros familiarizarnos con el enfoque polivagal de nuestro comportamiento. Desde este punto de vista, quizás, se hace todavía más evidente que muchas de las luchas de nuestra vida cotidiana son solo batallas fingidas que ocultan viejos conflictos no resueltos. A veces puede resultar doloroso y vergonzoso admitir la conexión con sucesos no resueltos, pero merece la pena prestar atención a la oportunidad de autorregulación que ello nos ofrece.

Permanecer en el aquí y el ahora

Tal vez tus pensamientos se desvíen del contenido mientras lees estas líneas; tal vez surja algún sentimiento de melancolía, tristeza, ira o algo más. Quizás te atraen las cosas que te emocionan, que siguen captando tu atención, pero no te acercan en absoluto a la salud y el bienestar. Puede que te moleste que me atreva a buscar una sensación de seguridad cuando en realidad hay un tigre dientes de sable acechando detrás de cada árbol.

Te invito a que permanezcas en el aquí y el ahora, contigo mismo, y a que dejes de lado todas las cargas del momento y te sientas completamente a gusto. Utiliza este estado para dedicarle un poco de tiempo a la regulación de tu sistema nervioso. Naturalmente, siempre puedes divagar con tus pensamientos, porque esta es la única forma en la que puedes tomar conciencia de los procesos de solución y luego experimentarlos y renegociarlos. Aun así, trata de mantenerte amablemente conectado contigo mismo y con el resto del mundo. Acéptate a ti mismo, así como todos los pensamientos y sentimientos que acaban de surgir. Cruza los brazos por delante del pecho y mete los dedos debajo de las axilas opuestas o ahueca la parte superior de los brazos opuestos con las manos, lo que te resulte más cómodo. Permanece en esta postura durante unos momentos. Siente el calor y la suave presión en tus manos. Deja que acuda un pensamiento que te haga saber que todo está bien aquí y ahora, es decir, en este instante. Si estás a punto de bostezar, adelante, bienvenido sea. Siente cómo tu cuerpo se relaja de nuevo y trata de identificar qué sientes cuando te relajas.

Neurocepción — Percepción inconsciente

En lugar de hablaros sobre problemas sociales, prefiero centrarme en los mecanismos que permiten la regulación en cualquier momento, incluso para estructuras aparentemente bloqueadas. Cuantas más personas utilicen estas técnicas de regulación, mejor será nuestra convivencia en el futuro. Estoy plenamente convencida de ello. El peligro nunca se puede descartar por completo en la vida, pero ¿cómo sabe realmente nuestro cerebro que estamos totalmente a salvo en ciertas situaciones y qué constituye exactamente esta seguridad? Stephen W. Porges acuñó el término «neurocepción» para hacer referencia a la capacidad de decidir inconscientemente y a la velocidad del rayo en áreas primitivas del cerebro si una situación es segura, peligrosa o potencialmente mortal.

La neurocepción es, por así decirlo, la percepción inconsciente y la activación simultánea del patrón de vida o supervivencia adecuado en cada caso. Por ejemplo, mucho antes de que nos demos cuenta conscientemente de que nuestro oponente es peligroso, nuestros músculos ya se han tensado y, por lo tanto, están listos para luchar. Incluso antes de que nos demos cuenta de que nos estamos defendiendo, hablamos en voz alta y estridente. Los sistemas nerviosos interaccionan entre sí, por eso podemos juzgar racionalmente una situación como completamente segura y, sin embargo, el cuerpo reacciona alarmado. Esto podría suceder, por ejemplo, cuando acudimos a un médico al que no conocemos. Anticipándonos a un diagnóstico revelador, un consejo útil o un tratamiento, mentalmente no consideramos nada como amenazador, ya que, de ser así, lo más probable es que no visitáramos a este médico. No obstante, este cálculo no se puede hacer sin nuestro subconsciente, el cual recoge todas las experiencias casi desde que nacimos y basa en ellas sus decisiones neuroceptivas.

Gracias a los estudios en epigenética, ahora sabemos que las experiencias se transmiten inconscientemente de generación en generación. Es muy importante que sepas esto, ya que demuestra que la exposición traumática de los padres es hereditaria. Si sientes una gran empatía hacia los animales es posible que prefieras saltarte lo que viene a continuación. Los investigadores Brian Dias y Kerry J. Ressler, de la Facultad de Medicina de la Universidad de Emory (en Atlanta, Georgia, EE. UU.) querían averiguar si una experiencia traumática previa a la concepción se transmite a la descendencia. A los sujetos, en este caso ratones, se les permitió oler el compuesto aromático acetofenona. Mientras olían este dulce olor, a los ratones se les administraron pequeñas descargas eléctricas. Los investigadores pudieron demostrar el miedo asociado con el olor tanto en sus hijos como en sus nietos ya que, pese a que las crías nunca antes habían estado en contacto con el olor a acetofenona, estas mostraban una clara respuesta sobresaltada en contraste con los grupos de control. Este estudio demuestra cómo cada generación de padres transmite biológicamente información sobre las influencias ambientales, sobre la región o la comunidad en la que vive.

De manera que cuando te encuentras sentado en la consulta de tu médico, quién sabe quién más de nuestro linaje está sentado allí contigo. Tal vez sea tu madre, que siempre tuvo miedo de las agujas, o tu abuela, que desconfiaba debido a su experiencia durante la guerra... Y notas literalmente cómo el corazón te late en la garganta sin razón aparente.

Después, el médico medirá tu presión arterial. Naturalmente, ha aumentado, de forma totalmente inexplicable, ya que siempre había estado muy bien. Tus axilas están empapadas de sudor y, de repente, respondes solamente con monosílabos. ¿Qué ha sido de todas esas preguntas que querías hacerle al médico? ¡Olvídate! Tu mente está en blanco ya que ahora estás atrapado en el modo de supervivencia. ¡Sal de ahí inmediatamente! Pese a la aparente amenaza, todavía eres capaz de orientarte y encontrar la salida.

Aquí, el sistema simpático claramente campa a sus anchas. ¿Dónde está el vago ventral que debería haber inhibido la respuesta de huida? Tal vez algún estímulo subconsciente lo asustó, dado que nuestros órganos sensoriales captan hasta los estímulos más sutiles y los clasifican conforme a tres categorías: «seguro», «peligroso» o «potencialmente mortal». Quizás sientas peligro en este momento porque el sistema nervioso simpático también está a los mandos del sistema nervioso del médico después de un estresante día. Tal vez al médico le cueste más a última hora de la tarde, y ese también podría ser el caso de cualquier otra persona en la vida cotidiana. Aunque el saludo fue amistoso, quizás hubo algún ligero matiz de inquietud o bien el apretón de manos fue demasiado firme. Un sistema nervioso contagia al otro. Tal vez fuera solo el color de la pared de la consulta lo que se asoció con la inseguridad, tal vez la barba de nuestro interlocutor, la forma del marco de la foto o la posición en la silla. Prácticamente cualquier estímulo sensorial puede tener un efecto positivo o negativo y provocar un cambio autónomo en nosotros. Eso por sí solo complica las cosas. El vago realmente no lo tiene fácil en nuestra ajetreada vida cotidiana. La incertidumbre, las amenazas y los peligros parecen acechar en todas partes.

Tan pronto como salgas de la consulta, la enfermera se ocupará de ti con cariño. Ella puede tomarse un poco más de tiempo, tiene una voz suave y una mirada cariñosa. Tu tensión mejora al instante, seguida de una respiración profunda, una sonrisa y una muestra de agradecimiento. El sistema nervioso y, por lo tanto, toda la persona en su conjunto, vuelve a estar a salvo. Como puedes ver, la regulación siempre es posible, y esto es exactamente a lo que la lectura de este libro debería conducirte.

Breve rastreo

Llegados a este punto, tómate un momento nuevamente para percibir lo que estás sintiendo en tu cuerpo en este instante. Es posible que la lectura te haya despertado algún recuerdo. Es posible que tú mismo estés familiarizado con esta sensación en la consulta del médico y ahora, incluso mientras lees, sientas cómo se puede haber acumulado un poco de tensión por este motivo. Si no es así, date cuenta de este hecho. Relaja tu cuerpo inspirando con calma y espirando suave y prolongadamente.

El nervio vago y su socio en el sistema de conexión social

Ninguna estructura del cuerpo funciona de forma aislada; a lo largo de la evolución, los núcleos de los nervios craneales y, por lo tanto, los nervios craneales en sí, también han cambiado y se han conectado entre sí. Los nervios adicionales salen del tronco encefálico con el vago y actúan conjuntamente en el vago ventral, el sistema de conexión social, comunicación y contacto. A través de este sistema, el cuerpo se regula y se regenera, lo cual supone una oportunidad para mejorar nuestra salud. Repito esto aquí porque más adelante, en los ejercicios, utilizaremos las áreas funcionales de estos nervios para la regulación con el objetivo de cultivar y fortalecer el sistema vago ventral. Ahora veamos los otros cuatro nervios que también forman parte de este sistema.

El nervio trigémino

El quinto de los doce nervios craneales, el *Trigeminus,* es grande y está dividido en tres partes. Suministra sensibilidad a una gran parte de la piel que cubre el rostro, pero también engloba los músculos encargados de masticar. Muchos de vosotros estaréis familiarizados con síntomas como el dolor de mandíbula, zumbidos en los oídos o el dolor de muelas cuya causa ningún dentista puede encontrar. A menudo, dicho dolor es causado por uno de los músculos más fuertes del cuerpo, el músculo masetero. Este proporciona una gran parte de la fuerza de mordida, es decir, una función asociada con la digestión. Mucha gente aprieta inconscientemente la mandíbula, lo que genera un mensaje de tensión constante. Desgraciadamente, algunos de vosotros conoceréis el nervio trigémino porque os produce lo que se conoce como neuralgia del trigémino, que a veces viene acompañada de un dolor facial muy intenso y prolongado. Si observamos este nervio en su conjunto, podremos comprender, poner en perspectiva y aceptar los síntomas. Una de las ramas del nervio trigémino inerva el pequeño músculo Tensor tympani, que se encuentra en el oído medio junto con el músculo estapedio. Cuando el cuerpo está en modo de lucha o huida, estos músculos pueden irritarse, causando sensaciones de ruido como *tinnitus* o palpitaciones en los oídos.

El nervio facial

Además de otras funciones, el séptimo par craneal, el *Facialis,* tiene la tarea de suministrar impulsos motores a la cara, lo cual nos permite formar nuestras expresiones faciales y, por lo tanto, enviar importantes mensajes no verbales a los demás. Nos permite sonreír, hacer muecas, levantar las cejas… Al mismo tiempo, inerva un diminuto músculo, el *Musculus stapedius,* el cual controla nuestra audición. Cuando este músculo del oído interno está irritado, la audición puede volverse demasiado sensible, algo que se nota especialmente cuando hay un ruido fuerte.

Su función compleja para las expresiones faciales hace que el nervio facial sea lo primero que se examina cuando se sospecha de un posible accidente cerebrovascular. Junto con pruebas sencillas como levantar y sujetar ambos brazos, mantenerse de pie sobre una pierna o la capacidad de pronunciar una frase, también se comprueba si la persona es capaz de sonreír. Cuando la conducción nerviosa del nervio facial está afectada, una de las comisuras de la boca se cae, causando una asimetría desfigurante en la cara. Cualquier alteración de las funciones del nervio facial supone una grave carga psicológica para los afectados.

La musculatura facial

Prueba algunas de las funciones del nervio facial:

- Entrecierra los ojos, luego ábrelos.
- Levanta las cejas.
- Delinea tu frente con arrugas horizontales.
- Arruga las cejas.
- Ensancha y estrecha las fosas.
- Levanta el labio superior, tira del labio inferior hacia abajo.
- Tira de las comisuras de la boca hacia arriba y hacia abajo.
- Tira un poco hacia atrás de las orejas, si puedes.

Ejecuta movimientos faciales complejos y siente lo que te sucede. Expresa estos sentimientos a la vez:

- Furia, ira, rabia.
- Alegría, humor, hilaridad.
- Disgusto, repugnancia.
- Curiosidad, interés.
- Miedo, ansiedad, pánico.
- Sorpresa, susto.

Si encuentras a alguien que quiera ayudarte, pídele que haga los ejercicios de expresión facial y observa lo que te sucede a ti y a tu cuerpo cuando ves las señales no verbales. Es fascinante cómo las expresiones faciales de los demás afectan directamente a nuestra experiencia emocional y a nuestro físico.

Los dos últimos miembros de este sistema de doce nervios craneales se denominan *Nervus glossopharyngeus* y *Nervus accessorius*, respectivamente. Ambos salen del cráneo un poco detrás de la oreja, junto con el nervio vago, por el orificio antes mencionado, por lo que se encuentran muy próximos.

El nervio glosofaríngeo

El *Nervus glossopharyngeus* o nervio lengua-faríngeo se encarga de una variedad de tareas, algunas de las cuales son ciertamente importantes. Además de estimular la producción de saliva, también se encarga de informar de la relación de presión entre el oxígeno y el dióxido de carbono en la sangre. Entre otras cosas, informa si estamos respirando relajadamente y suministrando al cuerpo suficiente oxígeno o si tenemos una respiración rápida y superficial con un sistema simpático activado. Además, junto con el nervio vago, forma una red de nervios para inervar la garganta y, por lo tanto, está involucrado en el reflejo nauseoso y deglutorio.

El nervio accesorio

Aunque esté al final de la lista, el *Nervus accessorius* no es por ello menos importante. Según su nombre en latín, es «el que da entrada o acceso». Proporciona el motor para el gran músculo giratorio de la cabeza, el *Musculus sternocleidomastoideus,* y el gran músculo trapezoidal del cuello, el *Musculus trapezius*. Se encarga de inclinar la cabeza hacia el mismo lado y girarla hacia el lado opuesto. Estos movimientos son cruciales para orientarnos cuando percibimos una amenaza. Con algunas de sus fibras, el nervio accesorio se une al nervio vago y, junto con él, forma un cordón que llega hasta la laringe. Además del vago, juega un papel decisivo en la formación de la voz.

En resumen, la interacción conocida como sistema vago ventral sirve para el sano contacto, la comunicación, la orientación y la regeneración. Los cinco nervios mencionados son en gran parte responsables de esto, y es importante esforzarse por asegurar su buen funcionamiento.

Veamos otro ejemplo de cómo funciona este sistema en la vida cotidiana y lo rápido que puede alterarse por un cambio, pasando a otro estado autónomo. Un joven conduce su coche por la autopista. Va escuchando música y cantando. Le gusta su coche nuevo, sobre todo la fuerte aceleración. Sin embargo, se atiene al límite de velocidad porque no se quiere arriesgar sin necesidad. Su sistema nervioso autónomo está estable en modo vago ventral. De repente, un vehículo mucho más rápido le adelanta a toda velocidad; inmediatamente, siente un leve impulso de darle caza y le gustaría acelerar. Entonces, el primer interruptor entra en el siguiente estado autónomo: se activa el sistema nervioso simpático. Deja de cantar, sus músculos se tensan y endereza la espalda para no perder de vista el coche que le acaba de adelantar. Sus ojos ahora solo miran el pequeño punto, el veloz coche, que se aleja cada vez más. Sujeta el volante un poco más fuerte. Su actividad simpática aumenta por un instante. Sin embargo, al cabo de unos segundos apenas puede distinguirlo, el deseo de darle caza se desvanece y conscientemente se reclina en el asiento. Percibe el deseo de cazar como una alegría interior, respira hondo y conduce relajado por el carril derecho porque es consciente de su responsabilidad en la carretera. No le excita el ajetreo de los demás, ni sus instintos cazadores, aunque cada pequeño estímulo provoca una reacción natural. Después de la pequeña excitación, el sistema vuelve a su equilibrio vago ventral. Empieza a tararear de nuevo y deja que sus ojos se desplacen por la carretera y el paisaje.

Mientras adelanta a un camión que va muy lento, algo le golpea como un rayo. Por el espejo retrovisor ve cómo otro vehículo se le acerca por detrás y se coloca, en su opinión, demasiado cerca del parachoques. Pero eso no es todo, el conductor toca el claxon repetidamente y le da las luces una y otra vez. Conforme al lenguaje de la jerarquía polivagal, probablemente se trata de un sistema nervioso simpático activado. Ahora ni tararear, ni cantar, ni respirar tranquilamente sirven de nada; el cuerpo reacciona de forma autónoma. El joven conductor, o más bien su sistema nervioso, se siente agredido y en peligro. Seguro que adivinas lo que pasa ahora: empieza a soltar tacos, improperios y demás nombres de animales. Mientras lees esto, puedes sentir cómo tu propia respiración cambia o tu mandíbula se tensa. El sistema en ese momento pasa al siguiente estado neurofisiológico de manera un poco más sostenible, y el sistema nervioso simpático toma la delantera, con su alternativa de lucha o huida. Cada vez que el sistema vago ventral falla, como por ejemplo, cuando no es posible una resolución objetiva, como es el caso que estamos viendo, interviene el siguiente sistema en la jerarquía, y este es el que vamos a ver ahora.

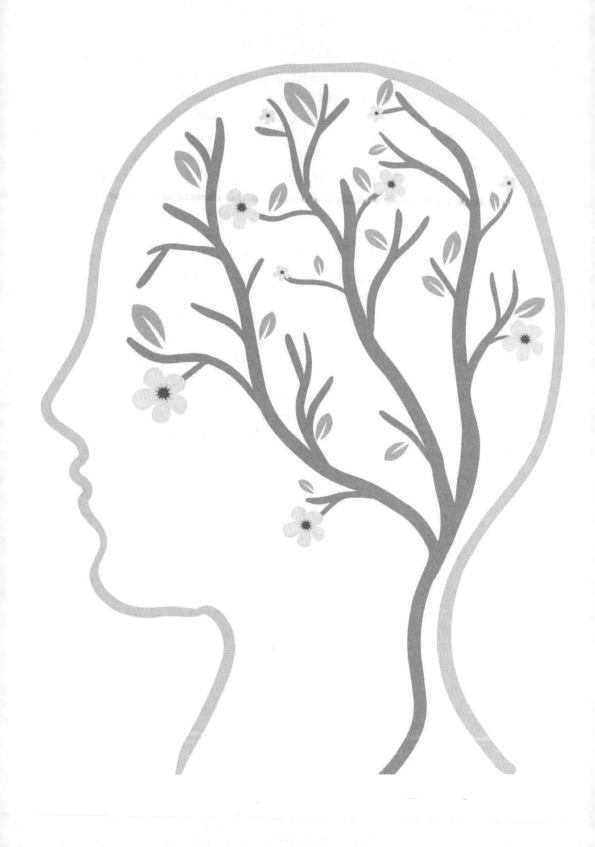

3
El sistema nervioso simpático. El sistema de fuerza, acción y defensa

El sistema nervioso simpático supone la movilización de fuerzas, hace posibles las reacciones de lucha y huida, y siempre interviene cuando algo amenaza la vida y la integridad física, ya sea de forma real o imaginaria. Esta, como las otras dos reacciones autónomas, es absolutamente fisiológica. Cuando surge el estado simpático, sabemos que estamos experimentando una amenaza real o percibida y que el organismo quiere defenderse de ella. A veces esto se manifiesta con muestras de ira o miedo, a través de un ataque de pánico o incluso, simplemente, mediante la dificultad para concentrarnos. Por su propia naturaleza, el simpático no se basa en la negociación, sino en la acción. Por lo general, entra en defensa directa o huye. Además de las agresiones físicas como un atraco o una discusión, también puede deberse a un estímulo mucho más pequeño como, por ejemplo, cuando oímos un ruido fuerte y nos agachamos. Basta una palabra equivocada, un gesto sutil, y nos estremecemos.

Lo que un sistema nervioso clasifica como amenaza o ataque varía mucho según la clase, extensión e intensidad del estímulo. En cualquier caso, se supera una expectativa y, como resultado, se excede un límite subjetivo; de lo contrario, el mecanismo de defensa autónomo no se activaría. Tal vez sea un carrito de la compra que te golpea en el talón, el contenido personal robado de tus redes sociales, una picadura de insecto o la sensación de que alguien te está mirando. También un olor fuerte o incluso apenas perceptible, como el de un perfume, puede ponernos en este modo. Una película, un libro o un estimulante también pueden hacer que nuestro sistema autónomo cambie. Estos ejemplos tan solo dan una idea, ya que existen innumerables razones por las que nuestro sistema nervioso autónomo puede creer que tenemos que luchar y, si es necesario, huir. Para él solo existe un objetivo: recuperar la seguridad para sobrevivir y así recuperar el modo del vago ventral.

Es el sistema nervioso simpático el que nos gestiona esa entrada para el concierto que tanto deseamos porque el nervio vago ventral, que se regenera cómodamente mientras duermes o en un estado racional despierto, nunca en la vida se levantaría temprano para hacer cola con un frío de muerte para conseguir una entrada. Es el simpático el que afronta las cosas, aprueba los exámenes o muerde al oponente. El tigre dientes de sable solía cazar y comerse a sus presas; hoy nosotros regulamos estos actos digitalmente, contratamos abogados y nos defendemos de todo y de todos. Es el simpático el que huele o experimenta subjetivamente un peligro o una amenaza a la vuelta de cada esquina. Casi nunca es capaz de confiar y casi nunca querrá hacerlo; prefiere empezar una acalorada discusión y un argumento destructivo cada vez que tiene oportunidad porque, desde su punto de vista, el mundo es peligroso. Su lema: «La confianza es buena, pero el control es mejor». El simpático busca al adversario, lo identifica y moviliza todas sus fuerzas para echar del camino a los oponentes. Funda un nuevo partido u organiza manifestaciones. Algunas veces es ruidoso, otras muy sutil. No obstante, el simpático pelea y lucha, en ocasiones en solitario, como un alma perdida, por momentos con una sonrisa furtiva, a veces rebelándose, fuerte y convencido de sí mismo. El falso orgullo, la ambición, la necesidad de perfeccionismo y la adicción al reconocimiento de los demás impulsan al simpático —a una maratón, a un triatlón, a un deseo inigualable de acción—, lo cual provoca no pocas veces la admiración de los demás seres humanos.

Desgraciadamente, algunas de las personas afectadas se exigen demasiado a sí mismas y poco a poco desarrollan trastornos de estrés o incluso el síndrome de *burn-out*. Siempre listo para la batalla, la estructura del cuerpo se arma y se endurece. Aquellos que están demasiado dominados por el sistema nervioso simpático necesitan recibir masajes con frecuencia. Padecen tensión y dolor, los músculos se acortan y la sensación de tirantez y rigidez es habitual. Además, puede haber enfermedades generadas por el estrés, como hipertensión, enfermedades cardíacas o problemas estomacales. Cuando empieces a explorar tu sistema nervioso, acuérdate del ejemplo que hemos visto antes en el que un conductor se pegaba al parachoques del coche de delante donde iba una persona conduciendo relajadamente y la contagiaba con su elevado nivel de actividad. El sistema nervioso contagia a las personas cercanas, pero con la ayuda de una autorregulación consciente en términos de salud y bienestar, la decisión es, al menos en parte, tuya en cuanto a por quién te dejas contagiar.

En el lenguaje popular, a la persona dominada por el simpático se la denomina cariñosamente «aprendiz de todo». Sin embargo, también nos asustan las personas coléricas como el protagonista de la película *Schmids Katze*, que se relajaba por la noche prendiéndole fuego a los coches. Nuestra sociedad está repleta de este tipo de personas, y muchos terapeutas tratan fundamentalmente de reducir la fuerte activación simpática. Esta por sí sola no desencadena necesariamente una tensión psicológica; de hecho, ¡sucede todo lo contrario! El alto rendimiento está muy bien visto y valorado en nuestra sociedad. La mayoría de las veces, son síntomas avanzados como los ataques de pánico, la ansiedad, el dolor u otros los que causan el sufrimiento. Determinados tratamientos como los masajes, la osteopatía, la fisioterapia y la psicoterapia dan espacio para relajarse y aportan al sistema nervioso la seguridad necesaria para permitir que el sistema vago ventral retome el control. El hecho de que los tratamientos muchas veces solo funcionen durante unos días y los síntomas reaparezcan después no significa que el terapeuta haya hecho un mal trabajo, sino que hay un estado autónomo que es muy dominante e inicialmente insuperable, quizás porque hay muchos desencadenantes que están actuando.

Creo que ya tienes una buena idea de cómo funciona el simpático, el cual, por un lado, impulsa nuestra vida para que sea saludable, pero, por otro, nos la dificulta. No podríamos vivir sin él. Recostarnos relajadamente en la hierba no pondría comida en la mesa, ni nuestro pulso se aceleraría para bombear sangre a través de nuestras venas, ni nos permitiría levantarnos de la cama por la mañana. En la mayoría de nosotros, sin embargo, se muestra anormalmente activo; somos involuntariamente demasiado entusiastas y, a veces, ya no somos capaces de hacer un cambio regulatorio saludable y pasar a un estado relajado, lo cual muchas veces supone un problema grave en nuestro día a día. Muchas personas son conscientes de su tensión e inquietud interior, la padecen y no encuentran solución. El sistema de lucha o huida se activa constantemente. En el mundo en que vivimos, acelerado y agitado, hay poco tiempo para reactivar de forma natural el sistema vago ventral. Las cosas nos golpean demasiado fuerte, estamos sometidos a *mobbing*, ruido, operaciones, accidentes de tráfico, disputas familiares o legales, en una sucesión demasiado rápida o durante demasiado tiempo y, por lo tanto, sobrepasamos nuestro límite. Nuestro sistema nervioso califica subconscientemente estas cosas negativas como peligro o amenaza, y opta por su patrón de defensa contra ello, siempre con el objetivo primordial de sobrevivir a toda costa.

Puede que esto suene algo descabellado en relación a nuestro día a día. La supervivencia y la búsqueda constante de ella. ¿Realmente hacemos esto todos los días en todo momento, incluso cuando estamos en el trabajo, cuando vamos de compras, o cuando practicamos deporte? Puedo entender que esto te parezca un poco surrealista. Sin embargo, la respuesta es que sí. Porque no se trata de actuar peleando, sino del estado autónomo de tu cuerpo. Cada momento de nuestra existencia biológica tiene que ver con la supervivencia. Nuestro tronco encefálico, la parte más antigua de nuestro cerebro en términos evolutivos, evalúa constantemente si estamos a salvo, si debemos luchar o si debemos escondernos y permanecer en estado de parálisis. A primera vista, la «supervivencia» suena como una especie de lucha dramática que la mayoría de nosotros no solemos experimentar como tal, aunque desgraciadamente en el caso de algunas personas es así. No obstante, los afectados por un trauma saben perfectamente a qué me refiero. Para ellos, la vida cotidiana normal, en realidad, se percibe como una lucha constante. Esto tiene que ver con el hecho de que su sistema nervioso está casi constantemente en alerta máxima o en estado de *shock*. En lenguaje polivagal, diríamos que esas personas presentan una elevada simpaticotonía o están dominadas por el vago dorsal. Sin embargo, quien no recuerda traumas evidentes en su vida asume inevitablemente un estado normal en su cuerpo y en su percepción de los procesos corporales sin ser consciente de las otras opciones. Este «estado normal» asumido subjetivamente podría ser, en teoría, cualesquiera de los tres estados descritos.

Para poder amortiguar o activar tu sistema nervioso simpático con los ejercicios descritos en la tercera parte (a partir de la página 131), al menos deberías conocer un poco su anatomía.

Bajo la denominación de tronco simpático, el sistema nervioso simpático discurre a ambos lados de la columna vertebral. De forma similar a una escalera de cuerda, forma nudos en varios puntos. Estos grupos de células nerviosas actúan como estaciones de distribución. Una vez que las fibras nerviosas han dejado atrás la médula espinal, estas estaciones cambian de una célula nerviosa a la siguiente. Los distribuidores cerca de la columna cervical y torácica superior suministran nervios a la cabeza, el cuello y los brazos. Los nódulos de la columna torácica se conectan con el corazón, el esófago, los pulmones y el tracto gastrointestinal. Las piernas se alimentan a través de la columna torácica inferior y la columna lumbar superior. El sistema nervioso simpático también llega a las glándulas suprarrenales a través de estas vías, donde un impulso eléctrico entrante puede desencadenar la liberación de adrenalina y noradrenalina. Estas sustancias mensajeras hormonales también ponen en alerta al organismo a través del torrente sanguíneo, preparándolo para la lucha, la huida y otras medidas de respuesta. Al igual que la adrenalina y la noradrenalina, el cortisol también se produce en las glándulas suprarrenales.

Las sustancias mensajeras de las glándulas suprarrenales tienen efectos de amplio alcance. En general, activan el sistema a corto y largo plazo para proteger nuestro cuerpo. Sobre todo, se encargan de acelerar los latidos del corazón, que algunas personas sienten con mucha fuerza en el estómago o en la cabeza. La presión arterial aumenta y los bronquios se expanden para proporcionar más oxígeno a los músculos esqueléticos.

El reflejo pupilar

Al igual que la actividad digestiva, la reacción pupilar demuestra que el organismo actúa de forma autónoma en muchos aspectos. ¿O acaso puedes hacer que tus pupilas se ensanchen y se estrechen a tu antojo? El músculo dilatador de la pupila, responsable del ensanchamiento, es abordado por el nódulo nervioso superior del tronco simpático junto a la columna cervical superior. Las tensiones o bloqueos en esa zona pueden interrumpir este mecanismo. Es posible que el sistema nervioso simpático actúe entonces de manera tan dominante que la relajación del dilatador de la pupila y, por lo tanto, la contracción de la pupila, se vea afectada.

Puedes ver la respuesta adaptativa cuando te paras frente al espejo en la oscuridad. Tan pronto como enciendes la luz, las pupilas se contraen para que esta no te ciegue. Cuando la apagas, se expanden para dejar entrar más luz en la oscuridad.

Algunos medicamentos y drogas también pueden provocar la dilatación de las pupilas. Piensa en esto antes de sospechar que alguien con las pupilas dilatadas está consumiendo drogas o, incluso si estás tratando de apaciguar el sistema nervioso simpático por cualquier medio. Es posible que la dilatación de las pupilas se deba al efecto secundario de algún fármaco y por eso tus esfuerzos no tengan éxito.

FUNCIONAMIENTO DEL SISTEMA NERVIOSO SIMPÁTICO

Dilatación de las pupilas

Dilatación de la musculatura bronquial

Reducción de la digestión

Piel de gallina

Dilatación de los vasos sanguíneos, activación de los músculos esqueléticos

Reducción de las secreciones de las glándulas salivales

Aumento de las secreciones de las glándulas salivales

Aumento del pulso cardiaco, contracción del corazón

Secreción de adrenalina

Eyaculación

La sangre se bombea más a aquellas áreas del cuerpo que son importantes para luchar o huir; por contra, se reduce el flujo de sangre a otras regiones que no son existencialmente importantes. Esto sucede cuando los pequeños vasos de la piel se contraen, lo que al mismo tiempo reduce la susceptibilidad a las lesiones. El tracto digestivo también se detiene, lo que se manifiesta, por ejemplo, en una menor secreción de saliva. Muchos de vosotros conoceréis la sensación de tener la boca seca por la emoción. Si el simpático domina durante un período de tiempo demasiado largo, puede aparecer estreñimiento o dolor abdominal tipo cólico. Esto podría explicar el estreñimiento típico que aparece al irnos de vacaciones. El viaje y la llegada a un nuevo lugar pueden resultar estresantes para muchos y van asociados a la idea de incertidumbre. Entonces el sistema se alarma y el sistema nervioso simpático se vuelve más activo, y la digestión, que de otro modo funcionaría bien, se desajusta. Además, aumentan la sudoración y el nivel de azúcar en sangre, y las pupilas se dilatan (véase página 51).

La activación a corto plazo es algo fisiológicamente deseable porque, después de todo, las fuerzas deben movilizarse para resolver un conflicto. Sin embargo, puede volverse problemático cuando se produce demasiadas veces de forma sucesiva y con demasiada rapidez, y se generan reacciones de estrés a largo plazo. La capacidad de regeneración y, por tanto, la capacidad de pasar al modo vago ventral disminuye, y el sistema nervioso puede quedarse atascado en la simpaticotonía. Desgraciadamente, para algunas personas esto se revierte con el tiempo y sobreviene una falta de hormonas del estrés. Esto explica los prolongados estados de agotamiento que a menudo le suceden. En estos casos lo normal es que aparezca el síndrome de *burn-out*; el sistema, permanentemente estresado, está descompensado y la autorregulación está totalmente alterada.

De nuevo en la autopista, camino del sistema dorsal

Si eres muy sensible, sáltate este párrafo y pasa al siguiente punto. Mientras leías sobre el simpático, los dos conductores que he mencionado antes han seguido circulando por la autopista en un estado de gran excitación. El sistema nervioso autónomo de ambos conductores hace tiempo que abandonó el estado vago ventral. Ambos están en modo lucha y ahora están en una carrera. Aunque el conductor que iba delante estaba de buen humor, se dejó contagiar por el que venía detrás atosigándole. Esto sucede a menudo de manera inconsciente, y aun cuando pueda resultar peligroso, al sistema nervioso le encanta esta descarga de adrenalina. En esos momentos, la mente parece estar apagada, y el nervio vago ventral no tiene nada que hacer frente a la «energía de supervivencia» que se ha activado. ¿Qué habría que discutir aquí de forma objetiva? Seguro que conoces momentos similares en tu vida. Si alguien a tu alrededor está alterado, tú también acabarás por estarlo, aunque no quieras, y si alguien a tu lado tiene una vibración muy relajada, tú también te tranquilizas. Este mecanismo de contagio lleva a situaciones que van a más, como en nuestro ejemplo. El conductor sereno que iba delante finalmente pierde el control de su coche, acaba en la cuneta y se golpea la cabeza. Los airbags se despliegan con estruendo, y luego su sistema nervioso autónomo, para el que todo esto ha sido demasiado, tira del freno de emergencia y le hace perder el conocimiento. Inmediatamente se derrumba, su respiración se vuelve muy superficial. Está vivo, pero el vago dorsal domina su cuerpo a través del reflejo de hacerse el muerto. Este es el momento de mayor conmoción.

Incluso el mero hecho de leer algo como esto puede desencadenar sentimientos incómodos. Por lo tanto, antes de que examinemos el sistema del vago dorsal, te invito de nuevo a que realices un breve ejercicio.

Pausa de orientación

Si tienes los nervios especialmente frágiles, date cuenta de que estás a salvo en este momento. Siente tu asiento o el suelo. Deja que tus ojos deambulen y detente allá donde te sientas más cómodo. Tal vez sean unas flores frente a la ventana, un bonito cojín o un cuadro en la pared. Date un momento para ir allá donde quieran tus ojos. Si lo deseas, estírate un poco antes de seguir leyendo.

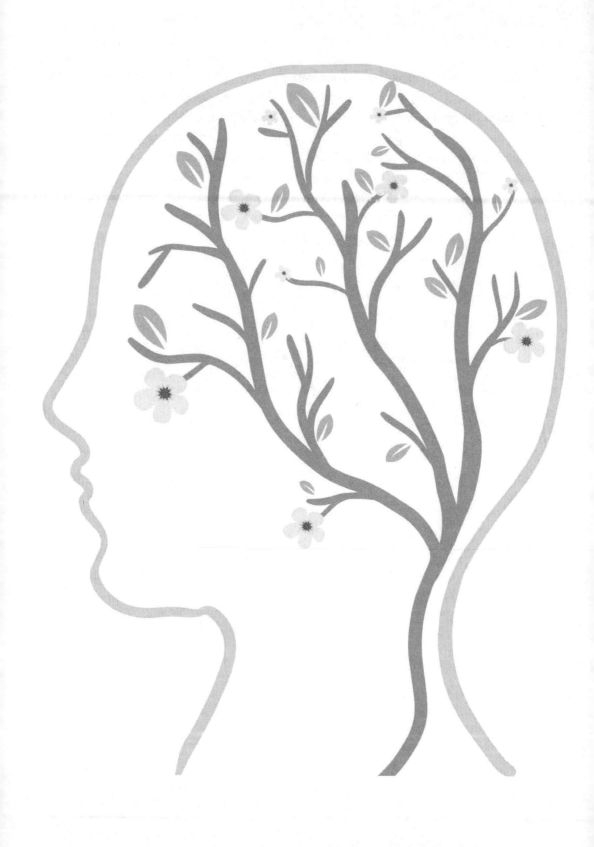

4
El vago dorsal: el sistema de emergencia mediante la parálisis y la sumisión

El vago dorsal se vuelve particularmente notorio a través de sensaciones corporales desagradables. Gobierna el último de los tres patrones de respuesta autónomos y se manifiesta de forma impresionante a través de un fenómeno de apagado del cuerpo, también llamado *shutdown*. Sin embargo, no solo actúa como freno de emergencia. Gracias a su capacidad para provocar una profunda relajación en el organismo, también es responsable de la digestión. En caso de intoxicación, puede desencadenar un vaciado de emergencia mediante diarrea o vómitos. Sin embargo, si la amenaza se vuelve demasiado grande, se convierte en un mecanismo puramente de emergencia. Los patrones de comportamiento de separación, retraimiento y letargo son típicos de él. Puede activar un estado de parálisis a nivel físico o un gesto de sumisión a nivel conductual. Nuestro sistema autónomo siempre reacciona al exceso de estrés con estos patrones cuando luchar y huir no son una opción. Ya nada funciona, salvo arrastrarse, esconderse y hacerse lo más invisible posible. En casos extremos, como en nuestro ejemplo, lo que viene a continuación es el desmayo.

Evolutivamente, el vago dorsal es el más primordial de los tres patrones de respuesta autónomos, al que también se le denomina tanatosis o hacerse el muerto, y se activa cuando nuestra vida está, o parece estar, en grave peligro. Todos los procesos corporales se reducen a la mínima expresión con el objetivo de sobrevivir. La respiración y los latidos del corazón se vuelven más lentos; incluso sin un colapso circulatorio, las personas afectadas apenas pueden realizar ninguna acción significativa. La cabeza parece como si estuviera hecha de algodón, te sientes como si estuvieras detrás de una pared o en medio de la niebla, separado de ti mismo y de la realidad. En este estado de desorientación, es difícil absorber cualquier información o incluso mantener una conversación. Las personas en esta condición, a menudo, también se sienten abandonadas.

Sin embargo, no todos los momentos en el modo vago dorsal se expresan a través de desmayos físicos. Las disociaciones también pueden manifestarse a través de una sensación extraña en dedos concretos, entumecimiento en todo el cuerpo o disociación de los recuerdos (para la forma extrema de disociación, véanse la página 113 y la página 114).

El nervio vago dorsal hace que nos pongamos pálidos, ya que, para mantener las funciones básicas del corazón y el cerebro, la sangre se centraliza y se reserva para los órganos necesarios para la supervivencia en ese momento. A corto plazo, el nervio vago dorsal puede aparecer cuando estamos muertos de miedo. Si domina a largo plazo, suele prevalecer la impotencia, la desesperanza y la falta de sentido. Es el nervio vago dorsal el que nos lleva a la incapacidad, nos hace renunciar, nos roba la confianza y destruye nuestras relaciones. Dado que anula a los otros dos sistemas, nos suceden cosas extrañas en la vida que resultan difíciles de entender. El pensamiento racional ya casi no es posible. El nervio vago dorsal nos hace hundir la cabeza en el suelo avergonzados y permanecer en posición de víctima. Nos hace decir: «La vida hace conmigo lo que quiere. No puedo hacer nada y, de todos modos, no tengo otra opción». La buena noticia es que hasta lo que parece ser un punto muerto puede cambiar. Incluso si una persona está atrapada en el modo vago dorsal y su cuerpo se encuentra en una parálisis total, se puede salir de este estado con la ayuda adecuada, independientemente de la causa que lo desencadenara. Echemos un vistazo a uno de los muchos casos posibles para ver cómo, en teoría, puede funcionar esto.

Volvamos con nuestro conductor, el cual, como recordaréis, había tenido un accidente. Había terminado con su coche en una zanja. Aunque todavía no ha vuelto en sí, su cerebro ya huele el aroma de un campo de colza cercano que conoce. Incluso antes de que se despierte, inconscientemente recuerda el agradable paseo en bicicleta que dio recientemente con su novia; un desencadenante positivo. Cuando se trata de cadenas de estímulo-respuesta establecidas o practicadas conscientemente también se denominan anclas. El dulce canto de los pájaros activa positivamente los sentidos del conductor. Lentamente, vuelve en sí tras su desmayo. Debido a que, según la teoría polivagal, los estados autónomos actúan de forma jerárquica, ahora debe pasar por el modo de lucha o huida a nivel físico antes de poder entrar en el modo vago ventral. El conductor comienza a temblar con fuerza. Seguro que muchos de vosotros estáis familiarizados con este fenómeno. Los músculos deben descargar toda la energía proporcionada tras la amenaza. Después quiere irse y trata de incorporarse, pero todavía está temblando. Como asistente en el lugar de un accidente, no debes intentar interrumpir este proceso de descarga, sino acompañar al accidentado y esperar con comprensión y paciencia. El conductor está convencido de que tiene que irse a casa en este momento ya que, al fin y al cabo, es posible que le necesiten allí. Entonces empieza a funcionar de nuevo, una señal de que el sistema nervioso simpático ahora está activo. Mientras tanto, los equipos de rescate han llegado. Por supuesto, todos están muy excitados, al igual que la víctima, y también en modo de lucha o huida debido a la situación. Naturalmente, solo mirarlo basta para estresar el sistema nervioso del observador. Cuando se va a prestar ayuda al lugar de un accidente, hay que tratar de regularse lo mejor posible. Por suerte, en este caso hay un joven psicólogo que ha estudiado bien la teoría polivagal. Además de las conocidas medidas de primeros auxilios, le dice al joven algo muy importante: «Has tenido un accidente y me quedaré contigo hasta que te sientas mejor».

En estos casos hace falta, ante todo, una persona que esté tranquila, se muestre comprensiva y transmita seguridad, ya que un sistema nervioso contagia al otro. Por lo tanto, es necesario que haya alguien que actúe regulado por el vago ventral para que a la persona afectada le sea posible salir del modo simpático después de una situación de estrés. De modo que esta persona se queda con él, le coge la mano y le habla con calma. Su sistema nervioso se está contagiando lentamente. Ahora su cuerpo siente que está a salvo. Busca el contacto visual con la persona que le está ayudando hasta que, en algún momento, recupera la calma.

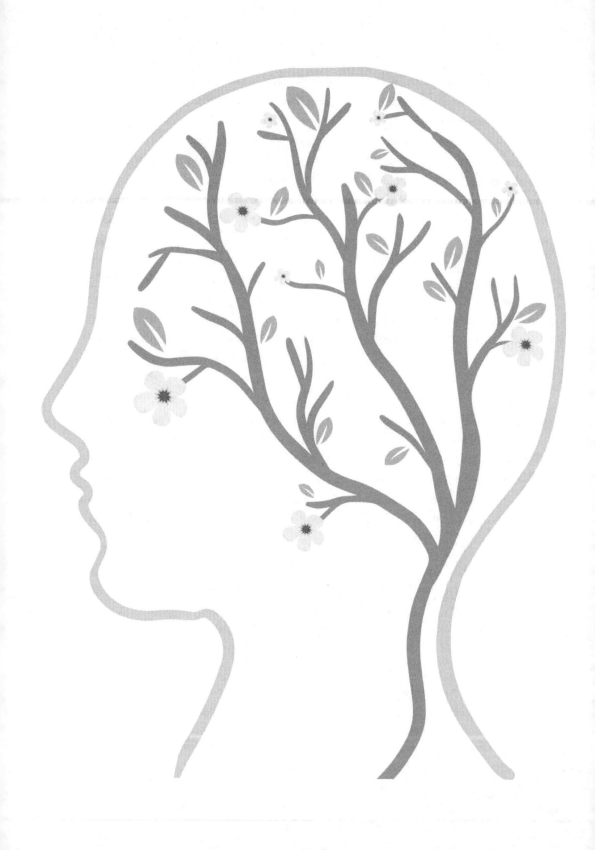

5
La curva de excitación normal en el sistema nervioso

Ahora ya sabes mucho sobre los tres sistemas autónomos y eres consciente de que pasar de un estado al siguiente forma parte de la función nerviosa de los humanos. Esto significa que, ante una amenaza, el sistema parasimpático, encargado de la relajación, reduce su actividad y permite que el organismo aporte energía para defenderse. Sin embargo, si la amenaza se vuelve demasiado extrema, este mecanismo de movilización de fuerza se bloquea repentinamente y se produce una parálisis. Los altibajos saludables entre la excitación alta y baja y el estado estable de serenidad son algo completamente normal.

Daniel J. Siegel, profesor de psiquiatría de la Universidad de California, acuñó el término «ventana de tolerancia» para el área de este funcionamiento saludable, es decir, esa ventana de tolerancia en la que actuamos como personas, nos desarrollamos, asimilamos lo viejo y aprendemos lo nuevo. Sea quien sea o lo que sea que entre en nuestras vidas, siempre que estemos dentro de la ventana de tolerancia podremos afrontar cualquier circunstancia con flexibilidad y serenidad. Puedes ver este estado representado en el lado izquierdo del gráfico.

Sin embargo, cada vez que tu cuerpo y tu sistema nervioso se ven sobrepasados, la oscilación natural dentro de esta ventana se interrumpe y el sistema se bloquea en un patrón autónomo, ya sea en el estado de sobreexcitación o en el de apagado que se muestran en la mitad derecha del gráfico. Esto puede prolongarse durante semanas,

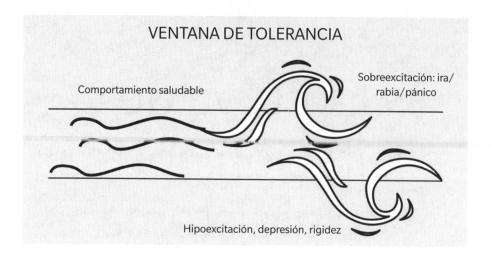

VENTANA DE TOLERANCIA

Comportamiento saludable

Sobreexcitación: ira/rabia/pánico

Hipoexcitación, depresión, rigidez

meses o incluso años, y a algunas personas puede parecerle normal porque no conocen otra cosa. Esto es así, sobre todo, si la amenaza se produjo en la infancia y, por lo tanto, todo el comportamiento está basado en esas experiencias. Este es el momento a partir del cual se habla de un trauma y de los trastornos asociados a él.

Según la definición de Peter A. Levine, el trauma no está en el acontecimiento en sí, sino en el sistema nervioso. Si el organismo se bloquea en estado de sobreexcitación, domina el sistema simpático. Esto se produce de forma autónoma, nadie lo elige voluntariamente. Es importante saber esto, ya que a menudo exigimos o deseamos que nuestros semejantes se relajen. Sin embargo, muchas veces son incapaces de hacerlo porque están atrapados en un patrón de respuesta. Luego aparecen síntomas drásticos, como una fuerte tensión, ansiedad inespecífica, miedo, ira, agresión, pánico, pérdida de control o un estado maníaco generalizado. Las cualidades emocionales se convierten en patrones de vida y estos, a su vez, se convierten en diagnósticos. «Ya no puedo salir de esto», afirman a menudo.

Por otro lado, el sistema nervioso también puede entrar en parálisis, es decir, por debajo de la ventana de tolerancia. Esto también sucede de forma autónoma e independientemente de la voluntad de la persona afectada. Posteriormente, aparece fatiga pronunciada, apatía, sensación de vacío y desánimo. En la medicina convencional, este estado se conoce como depresión. Desde este punto de vista, no tiene mucho sentido pedirle a otra persona o a ti mismo que se recomponga o que, simplemente, se esfuerce más. El sistema nervioso autónomo está en peligro y lo primero que debe hacer es volver al rango de tolerancia seguro antes de que las actividades cotidianas puedan desarrollarse de nuevo.

Depresión

Depresión es el término para el hecho de estar deprimido o abatido, el cual se manifiesta como un estado temporal agudo o bien como una dolencia crónica. La complejidad de los síntomas no siempre permite un diagnóstico fiable. La depresión con frecuencia pasa desapercibida durante mucho tiempo, porque puede manifestarse tanto física como psicológicamente. Básicamente, se trata de un estado depresivo que se manifiesta a través de una tristeza prolongada de difícil o imposible superación, así como una apatía o debilidad generalizada.

Según el sistema de clasificación internacional de la Organización Mundial de la Salud (CIE-10), se pueden distinguir varias manifestaciones de la depresión. Los episodios depresivos pueden ser leves, moderados o graves. Cuando estas fases se dan repetidamente, en el diagnóstico se habla de episodios depresivos recurrentes. Si el estado de ánimo cambia mucho entre las fases de manía (éxtasis de alegría) y depresión (profundamente triste), es que hay presente un trastorno afectivo bipolar —antes llamado «maníaco-depresivo»—. Los síntomas comunes de la depresión son:

- Tristeza.
- Desesperanza.
- Impulso reducido, apatía.
- Falta de interés.
- Trastornos del sueño, crisis matutinas.
- Debilidad general, falta de fuerzas.
- Dificultad para concentrarse.
- Deterioro de la memoria.
- Dolor y alteraciones sensoriales.
- Sentimiento de inutilidad.
- Pensamientos suicidas.

Desgraciadamente, no podemos eliminar como por arte de magia todos los síntomas y sus repercusiones asociadas. La curación de un trauma requiere de mucho tiempo y paciencia. El camino en sí es la meta, y a lo largo de él pasamos del bloqueo a un equilibrio saludable. Los ejercicios de la tercera parte (a partir de la página 131) sirven para entrenar la regulación. Solo un organismo capaz de regularse dentro de la ventana de tolerancia es capaz de procesar conflictos no resueltos. Una persona que solo está por encima o por debajo de la ventana de tolerancia también intentará luchar durante la terapia con las estrategias propias de su respectivo estado autónomo. Quizás el conocimiento de la teoría polivagal pueda abrir un horizonte para una u otra allá donde se creía perdida. Se puede cambiar la forma de ver las cosas, pero para ello, además de trabajar el cuerpo y la mente, hace falta también el conocimiento y la seguridad de que antes del trauma hubo un tiempo en el que no había síntomas, ni modo de supervivencia, ni estrategias de evitación. Tal vez fue una época sin miedo o una época en la que el agotamiento o la depresión solo existían para los demás. Puede ser útil comprender que los síntomas del trauma y los comportamientos a menudo angustiosos tienen razones colectivas o transgeneracionales, es decir, pueden ser heredados, y que es legítimo e importante que busquemos nuestra propia identidad. Veamos ahora la cuestión del trauma.

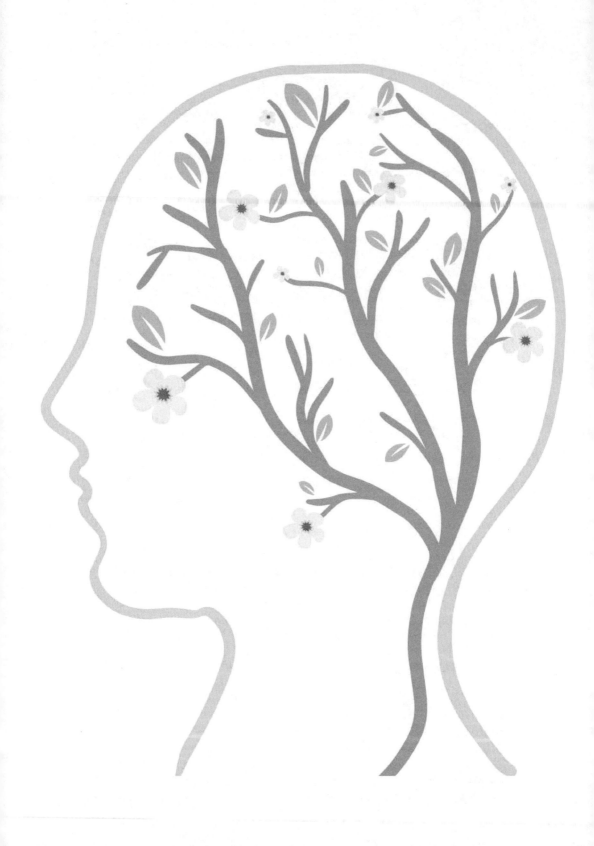

6
El aumento de los traumas. Los traumas nos afectan a todos

La palabra «trauma» está en boca de todo el mundo, pero difícilmente podría haber un término que despierte mayor ambigüedad. ¿Debemos observar todo detenidamente y remontarnos hasta nuestros ancestros, o es mejor guardar silencio al respecto para evitar la estigmatización? ¿Podemos lograr como sociedad arrojar luz sobre el tema de tal manera que todo el mundo se beneficie y ofrecer así una verdadera curación? ¿Para el individuo, para la sociedad? ¿O también en un ámbito global? El hecho de observar los trastornos traumáticos a la luz de la teoría polivagal abre la posibilidad de hablar un lenguaje común. Como seres biológicos, todos funcionamos igual, independientemente de nuestro origen, color de piel y actitud. El trauma ya no es un asunto exclusivo de la psicoterapia al que casi nadie se atreve a acercarse y en el que solo se permite trabajar a un número reducido de especialistas selectos. El trauma, con todas sus facetas, es un hecho cotidiano, se manifiesta de muchas maneras y crea constantemente una mayor traumatización. Debemos actuar, aunque solo sea con el objetivo de evitar que se extienda cada vez más.

A pesar de que, por un lado, el trauma sigue estando bastante oculto, por otro, recibe mucha atención. Hoy en día, la gente enseguida dice: «No cabe duda de que estoy traumatizado», pero ¿qué quiere decir eso exactamente? El conocimiento de lo que significa el término para las personas afectadas, para sus familiares y para la sociedad en su conjunto sigue siendo escaso. El ser humano, en términos individuales, todavía está demasiado aislado en lo referente a su destino personal y sus síntomas, incluyendo la culpa y la vergüenza, y rara vez trasladamos nuestras historias a la conciencia común.

Si bien yo agradezco la franqueza sobre este tema, me gustaría que todos fuésemos conscientes de su importancia y advertir en contra del diagnóstico prematuro del trauma, así como de las exageraciones sobre el contexto del trauma. Toda persona traumatizada necesita un apoyo considerable, intenso y competente por parte de profesionales especializados, pero también de compañeros de trabajo, amigos y conocidos. Cada devaluación de un diagnóstico, cada negación o paliación de los síntomas puede empeorar enormemente el estado de las personas traumatizadas y retrasar años su curación.

En principio, hay que aplicar la siguiente máxima: todo trastorno traumático puede considerarse como un trastorno regulador que abre la posibilidad de cambio y también de integración completa de lo que se ha experimentado. El doctor Laurence Heller lo expresó con optimismo: «En todos nosotros hay una fuerza que busca espontáneamente el contacto, la salud y la vitalidad». En osteopatía, esta fuerza se denomina «potencia», y hay que darle tiempo y confianza para que pueda funcionar. Primero, debemos darle a este poder la oportunidad de desplegarse. Hay que determinar con delicadeza qué camino se quiere tomar, ya que este puede ser distinto para cada paciente. A veces comienza con un pequeño primer paso, apenas visible, que hay que buscar. El camino discurre a veces por el reposo, a veces por el movimiento, pero en ningún caso de manera mecánica, por así decirlo, a través de un medio que se introduce o se injerta desde el exterior. Respecto a la terapia, esto significa que el procesamiento del trauma y el manejo de los trastornos relacionados con este requieren de tranquilidad, conocimiento y sensibilidad.

El proceso más importante es el de nombrar y reconocer un trauma y los trastornos secundarios resultantes como tales. Reconocer e inicialmente permitir pacientemente que existan los síntomas del trauma supone un gran desafío para las relaciones, las familias y todas las personas implicadas. Procesar un trauma con todas sus facetas requiere de solidaridad y comprensión por parte del entorno. En realidad, esto no siempre es fácil e incluso puede conducir a una traumatización secundaria de los familiares o terapeutas, algo que abordaré en detalle más adelante. Tan pronto como la persona en cuestión sepa que está en un estado de seguridad y reconocimiento, se pueden poner en marcha terapias y procesos de asimilación eficaces. Construir este escenario para los afectados requiere algo así como una ventana de tolerancia social. Mientras las personas con problemas de comportamiento sean excluidas y clasificadas es imposible que se produzca una verdadera curación personal o social. El desarrollo de esta seguridad no debe equipararse con el sacrificio de familiares o terapeutas, pero los límites a veces se desdibujan. Solo con un sentido de la autocompasión suficientemente desarrollado podremos cultivar la cualidad de tratar también a los demás con compasión y así expandir, poco a poco, nuestra ventana social de tolerancia.

El poder a veces destructivo que puede esconderse detrás de los síntomas del trauma nunca es agradable. El consiguiente rechazo y exclusión, así como el posterior alejamiento de las personas afectadas, agudiza el problema. Los pacientes de trauma, a menudo, para hallar comprensión en su propio entorno buscan durante mucho tiempo a los terapeutas adecuados y, en la mayoría de los casos, esta búsqueda resulta en vano. El modelo de la teoría polivagal crea un gran impulso esperanzador con respecto al trauma, un tema que durante mucho tiempo se ha considerado la patata caliente de la terapia y la sociedad. Independientemente de si eres tú quien está afectado o se trata de un familiar, me gustaría invitarte a realizar un pequeño ejercicio.

Autocompasión

Siéntate o recuéstate cómodamente. Silencia por un momento cualquier voz o sabiduría interior que te diga que necesitas adoptar una postura especial para que el ejercicio funcione. Lo principal para que funcione es que te sientas totalmente cómodo desde el fondo de tu corazón en este momento. Permítete ser quien eres en este momento y percibe lo bien que se siente. Además, permítete alejarte de las categorías de «incorrecto» y «correcto». Muchas cosas son como son, ni correctas ni incorrectas. Cierra los ojos e inspira y espira a tu propio ritmo. Ahora, deja que la siguiente oración surja internamente varias veces: «Yo soy así, y tal como soy, valgo». Sin exigirte demasiado, siente la agradable sensación que surge de forma natural; no tienes que hacer nada, simplemente, ser. Si surgen dudas internas, juicios, voces o cualquier otra cosa, incluye todas esas cosas en la frase. Podría ser algo así: «Hay una pequeña duda. Estoy bien, e incluso con esta duda soy valioso».

Este ejercicio consiste en reconocer por ti mismo las cosas que te pertenecen y que te hacen humano. Solo cuando estamos en paz con nosotros mismos, reconociendo, aceptando y apreciando todas nuestras peculiaridades y particularidades, podemos transmitir esto a los demás. Dedícale a este ejercicio entre 2 y 5 minutos.

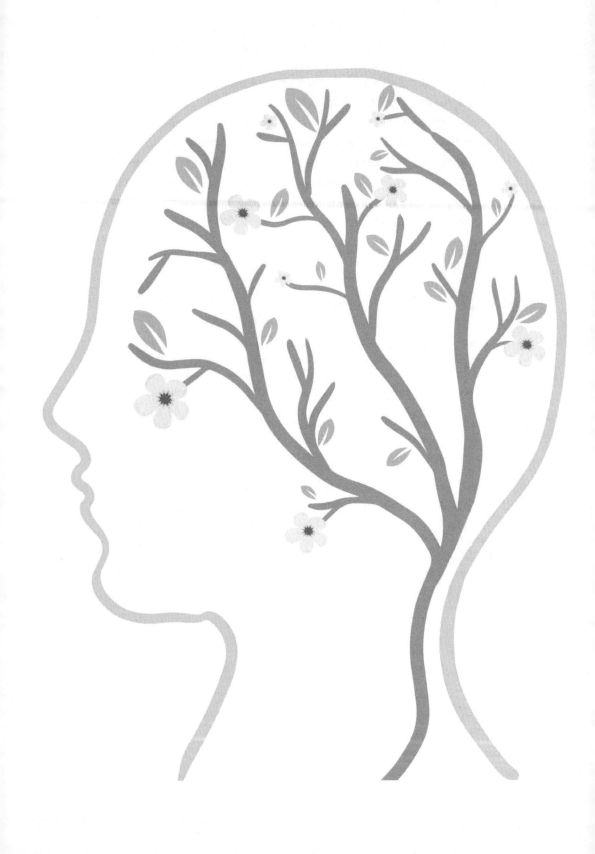

7
¿Qué es un trauma?

La palabra «trauma» se ha utilizado muchas veces aquí y en otros momentos de tu vida. Además, se habla mucho sobre el trauma y la terapia del trauma en general. Los estudios sobre el tema han avanzado mucho en las últimas décadas, pero aún existe cierta incertidumbre sobre cuestiones importantes. ¿Toda enfermedad está relacionada con un trauma? ¿Estoy traumatizado? ¿Es el síntoma, el comportamiento que estoy teniendo, el resultado de un trauma? Para aclarar un poco este asunto, echemos un vistazo más de cerca a los términos más relevantes. Esto puede ayudarte a ubicarte mejor a ti mismo o a los demás.

La palabra «trauma» proviene del griego y no significa otra cosa que «herida». Las enciclopedias médicas definen el término más o menos de la siguiente manera: «Trauma» significa lesión y, por lo tanto, los efectos de la violencia en un sentido físico o psicológico. La definición de eventos traumáticos que ofrece la Clasificación Internacional de Enfermedades (CIE-10) de la OMS es más amplia y dice lo siguiente: «Trastorno que surge como respuesta tardía o diferida a un acontecimiento estresante o situación (tanto breve como prolongada) de naturaleza excepcionalmente amenazadora o catastrófica, que causarían malestar generalizado en casi todo el mundo (por ejemplo, catástrofes naturales o producidas por el hombre, combates, accidentes graves, el ser testigo de una muerte violenta de alguien, el ser víctima de tortura, terrorismo, de una violación o de otro crimen)».

Según Peter A. Levine, psicólogo estadounidense, experto en traumas y fundador del método Somatic Experiencing® (véase página 13), el trauma se produce cuando se supera la capacidad del organismo para regular los estados de excitación. Así, según Levine, el trauma surge como una respuesta del sistema nervioso y, por lo tanto, es un estado del sistema nervioso. Con esto se refiere a los tres estados autónomos descritos: el de sana conexión, el sistema de lucha o huida y el estado de parálisis. De ninguna manera se refiere al trauma como el acontecimiento externo en sí mismo. Este es tan solo el desencadenante de la respuesta autónoma.

Las respuestas del sistema nervioso se denominan trastornos traumáticos, algunos de los cuales se enumeran como diagnósticos independientes en la CIE-10, como el

TEPT (trastorno de estrés postraumático; véase página 69 en adelante), depresión (véase página 61), diversos tipos de dolor, migrañas y algunos más. Estos diagnósticos no siempre aparecen en el contexto del trauma. Otros términos, como el síndrome de *burn-out*, esperan todavía a ser incluidos en esta lista y aparecen solo como factores que afectan a la salud.

Desde el punto de vista polivagal, no importa si existe un diagnóstico establecido ni cuál sea este. Resulta mucho más interesante la cuestión de en qué estado se ha quedado bloqueada la regulación y qué se puede hacer para que las cosas vuelvan a fluir. Sin embargo, para aquellos que asumen los costes, como las compañías de seguros, sí tiene sentido realizar una determinada categorización, ya que estas solo pueden financiar una terapia si existe un diagnóstico claro.

No obstante, no todas las personas que han vivido una situación traumática desarrollan trastornos traumáticos posteriormente. Y no todas las personas con síntomas de trastornos relacionados con el trauma han experimentado un trauma, ya que hay muchas causas distintas para los síntomas físicos o mentales. Sin embargo, esa no es la cuestión aquí. En lugar de eso, me gustaría llamar la atención sobre todas aquellas cosas de nuestra vida cotidiana que tienen un efecto traumático o pueden presentarse como resultado de un trauma.

8
Tipos de trauma

En las últimas décadas, la psicotraumatología moderna ha desarrollado clasificaciones específicas en relación con las categorías de trauma, es decir, con los diferentes tipos de trauma. A continuación, me gustaría hablar de ellos.

Trauma agudo

Un trauma que ocurre repentinamente y con una fuerza o violencia inimaginable se llama trauma agudo. Se trata, por ejemplo, de operaciones planificadas o de emergencia, accidentes de tráfico, deportivos, laborales o de otro tipo, la pérdida de un ser querido o una mascota, robos menores o mayores, agresión o intento de agresión sexual, robos con allanamiento de morada o enfermedades graves, especialmente mortales. El trauma agudo es probablemente el tipo de trauma que la mayoría de las personas tienen en mente cuando piensan en un trauma o cuando escuchan o usan la palabra «trauma».

Las reacciones a los acontecimientos estresantes varían de una persona a otra y dependen de una serie de factores, como la vulnerabilidad del individuo o el tipo o gravedad del suceso, pero fundamentalmente de la estrategia con la que lo afronta la persona afectada. Los traumas causados por otras personas suelen dejar a los afectados con una extrema pérdida de confianza que es difícil de regular, o que solo se puede regular al cabo de mucho tiempo. Aun cuando a veces haya una causa justificada, en el fondo es muy difícil entender por qué uno mismo se vio involucrado en la situación desencadenante. Esto es lo que se preguntan las víctimas de acoso laboral y escolar, víctimas de violencia doméstica o ritual. La capacidad para volver a confiar sigue ahí, pero está tan dañada que hace que la recuperación sea enormemente difícil y puede deteriorar o destruir todas las relaciones afectivas con los demás. Sin embargo, la regeneración siempre es posible, especialmente a través de relaciones sanas y de confianza. De modo que, si conoces a alguien que haya quedado traumatizado por su relación con una o más personas, no te lo tomes como algo personal si él o ella sigue mostrando recelo. Aun cuando te parezca que es así, lo más probable es que no tenga nada que ver contigo. Saber esto puede salvar la relación, porque si no le das la espalda y evitas que se lleve otra decepción, tanto vosotros como la relación os beneficiaréis.

En nuestra sociedad se podría suponer, a partir de esta definición, que el trauma agudo afecta a un grupo más bien pequeño, como soldados o civiles que regresan de alguna misión o conflicto, o aquellas que han sufrido desastres que han puesto su vida en peligro. Para la mayoría, no obstante, se trata de una masa intangible de personas, ya que los traumas no son reconocibles a primera vista. No habría discusión sobre una pierna rota, que también es resultado de un traumatismo, pero el trauma psicológico es diferente. En general hay muchas más personas afectadas por un trauma de lo que se cree, y muy pocas de ellas relacionan sus síntomas con este término. Además, en ocasiones, no solo las personas afectadas, sino también grupos profesionales enteros, con sus graves enfermedades asociadas, soportan como lobos solitarios algo así como una existencia postraumática. Con frecuencia tienen que escuchar la acusación de que han elegido su profesión o tarea voluntariamente y que, al fin y al cabo, ganan un buen sueldo. Están siempre al servicio de la sociedad, pero solos cuando son ellos los que sufren el daño. Me vienen a la mente policías, soldados, paramédicos, enfermeros, médicos, terapeutas, maestros, taxistas, vendedores y muchos otros para quienes los acontecimientos abrumadores pueden formar parte de su trabajo diario.

Trauma secundario

Muy relacionados con el trauma agudo, pero no exclusivamente con este, existen también los llamados traumas secundarios, a los cuales también se los conoce como traumatización indirecta. En estos casos el trauma primario no afecta a la persona en sí misma, pero esta se ve involucrada de una forma excesiva. Esto se ve, sobre todo, en el caso de personas como policías, paramédicos y bomberos que observan o ayudan a otras, así como entre el personal de enfermería. Otro grupo muy amplio está formado por todas las demás profesiones de asistencia que pueden presenciar eventos traumáticos basados en descripciones pictóricas o verbales. En este grupo se incluyen todos los terapeutas corporales y traumatológicos, médicos, sacerdotes, *coaches*, preparadores físicos, así como trabajadores no médicos, como empleados de seguros o del sector de la cosmética o la peluquería, en cuyo trabajo se dan conversaciones en un ambiente de confianza. Además de la persona realmente afectada, las personas que se ven involucradas en un trauma, ya sea profesionalmente o en el ámbito privado, también pueden desarrollar síntomas en el sentido de reacciones de estrés agudo o trastornos de estrés. A veces puede ser suficiente con que les hablen sobre la experiencia traumática para sentirse sobrepasadas por ella y reaccionar con una variedad de síntomas postraumáticos.

Un metanálisis examinó este problema en relación a los psicólogos que practican la terapia de trauma en el ejército. En él se analizaron los resultados de los estudios realizados por la Universidad de Colorado, la facultad de Ciencias Sociales y Humanidades de Varsovia, así como la Universidad de Texas. El resultado del análisis muestra que casi una quinta parte de estos psicólogos se vieron afectados por una traumatización secundaria de este tipo.

Aquí puede verse lo importante que es para cada uno de nosotros conocer nuestro propio sistema nervioso autónomo, así como llevar a cabo un trabajo regulador con él. A través de la autorregulación se puede lograr mucho de una forma preventiva, en especial contra las consecuencias secundarias del trauma. Probablemente, no soy la única que opina que el conocimiento de la propia regulación, así como los ejercicios y enfoques adecuados, deberían formar parte del currículo escolar desde hace mucho tiempo, incluidas todas las escuelas de formación profesional, para frenar precisamente estos traumas secundarios o para enseñar cómo lidiar con ellos.

Traumas tempranos: trauma del desarrollo y trauma del apego

Los términos trauma del desarrollo y trauma del apego no se pueden distinguir perfectamente entre sí, porque están entrelazados. A diferencia del trauma agudo, estos traumas no siempre son clara e inequívocamente atribuibles a un momento concreto. Las circunstancias que ponen en peligro el bienestar del niño suelen durar años y muchas veces no hay un recuerdo consciente de ellas. Se puede hablar de un trauma del desarrollo cuando los efectos de estar abrumado se manifiestan antes de los 18 años, es decir, abandono físico o mental, maltrato y abuso. Esto incluye todos los acontecimientos y circunstancias que ponen en peligro el bienestar del niño. Puede ser un abandono físico, emocional o incluso educativo, la exposición a un entorno peligroso o la falta de supervisión. Para poder orientar, regular y desarrollar unos límites saludables desde que somos bebés y, por lo tanto, como recién llegados al mundo, es absolutamente necesaria la seguridad que ofrece una relación de apego saludable. Esto es más fácil que se dé cuando el cuidador actúa en el estado del vago ventral y, generalmente, se mueve dentro de la ventana de tolerancia descrita anteriormente (consulte la página 60).

Las etapas de la vida en las que las personas que necesitan protección aún dependen de la relación de apego se vuelven extremadamente peligrosas cuando se pierde la seguridad. ¿Cómo reaccionará el sistema nervioso autónomo de un niño cuando sienta peligro? Saldrá de la ventana de tolerancia inmediatamente. Bien hacia arriba en un estado de sobreexcitación permanente o bien hacia abajo entrando en el modo de parálisis o apagado. Algunos niños desconocen por completo el rango medio saludable. Esto explica algunos comportamientos en los que niños y jóvenes luchan por sobrevivir y que en ocasiones se caracterizan por una gran violencia, pero también por un retraimiento extremo. Esto puede tener como consecuencia una soledad de por vida o sentimientos de abandono. Hay un cuestionario especial, llamado cuestionario ACE, abreviatura en inglés para Adverse Childhood Experience (experiencias adversas durante la niñez, en español), como método de prueba para determinar si puede haber un trauma del desarrollo. Mediante este cuestionario se indagan posibles experiencias negativas de la infancia antes de los 18 años.

El trauma de apego viene provocado por la ruptura de una relación de apego. El primer y más importante vínculo que tenemos en la vida es con nuestra madre. Este vínculo se establece en el momento en que el óvulo y el espermatozoide se encuentran. Ya en el útero, el embrión recibe y almacena impresiones del entorno en el que se encuentra. Cualquier interrupción en la relación de apego saludable puede causar un trauma de apego. Michaela Huber, psicoterapeuta y psicóloga especializada en la terapia de trauma, escribe en uno de sus artículos que todos los niños son prematuros en términos de maduración cerebral. Ella atribuye esto al hecho de que, a diferencia de otros mamíferos, los humanos se han levantado sobre dos patas. Por razones anatómicas, los humanos no gestan a sus crías durante alrededor de tres años, como es el caso de los elefantes, por ejemplo. Esto, a su vez, tiene como consecuencia que el bebé humano —como un pajarillo— tenga una gran necesidad de la sensibilidad especial que le transmite la figura de apego. Si hay un déficit, esto genera una necesidad de establecer vínculos que dura toda la vida.

Los lazos rotos no siempre son evidentes de inmediato y no siempre pueden rastrearse con certeza o nombrar claramente. El trauma de apego puede manifestarse como un sentimiento inespecífico, pero persistente, de que algo no va del todo bien. Los síntomas que aparecen más tarde en la edad adulta son igualmente difíciles de evaluar.

El subtítulo del estudio alemán sobre los costes del trauma, que el IGSF, el Instituto de Investigación para los Sistemas de Salud, en Kiel, publicó en 2012, plantea un dilema provocador: «No más niños, no más (costes de) traumas». Especialistas del Hospital Universitario de Ulm, así como de Kiel, analizaron los costes de seguimiento que originan los traumas tempranos. Si bien este estudio se ocupa del aspecto económico, también muestra y califica la carga emocional que los afectados arrastran de por vida como el precio más alto a pagar. Se hace especial hincapié en la conexión entre el abuso infantil, el maltrato infantil o abandono doméstico y el trastorno de estrés postraumático (TEPT). El TEPT se puede detectar en hasta un 80 % de los casos. Sin embargo, se señala que el trauma y los trastornos relacionados con este siempre deben ser vistos conforme a un modelo biopsicosocial, y no tanto en un contexto monocausal. Este enfoque incluye tanto los aspectos físicos como psicológicos, así como los respectivos entornos y, una vez más, abre la posibilidad a enfoques terapéuticos y de regulación dinámica.

Mientras que para algunas personas las clases de yoga en grupo ligadas al cuerpo y orientadas al apego suponen un paso hacia la curación, otras van recuperando poco a poco la confianza en su propia casa de la mano de alguna oferta en Internet, ya sea una oferta para grupos, de formación, de trabajo o de terapia. Gracias a las modernas tecnologías, podemos reaccionar bien al estado del sistema nervioso en cuestión y ofrecer así oportunidades para los afectados.

Traumas colectivos

Cuando un grupo más grande de personas se siente abrumado, el término técnico para este supuesto es el de traumatización colectiva. Este término significa que varias personas con la misma identidad geográfica o histórica han estado a merced del mismo desencadenante causal. Estos pueden ser desastres naturales, como terremotos y tsunamis, o acontecimientos como ataques terroristas, guerras o estructuras que oprimen a grupos enteros de personas. Durante el transcurso de la pandemia de la COVID-19, la mayoría de nosotros nos hicimos una idea de lo que tal circunstancia podría suponer para las relaciones interpersonales y la experiencia emocional personal. Además de las reacciones de estrés personal, este tipo de trauma se caracteriza por la división, la alienación, la ira, el aumento de la violencia, mucha desesperación, miedo y soledad y, a cambio, una fuerte solidaridad. El término traumatización colectiva podría llevar a la falacia de que el trauma reside en alguna superestructura o esfera. Sin embargo, siempre es el individuo con la reacción de estrés desencadenada en él quien refleja las consecuencias del trauma. En el transcurso de este tipo de traumatización, a menudo se desarrollan términos inequívocos para el grupo afectado en el lenguaje cotidiano. Así, se habla, por ejemplo, de hijos de la guerra, nietos de la guerra, mujeres de los escombros, sobrevivientes del Holocausto, veteranos de Vietnam, víctimas de la reunificación...

Trauma transgeneracional

La forma heredada de traumatización en la que las consecuencias del trauma se transmiten de una generación a la siguiente se denomina trauma transgeneracional o trauma histórico. En las sesiones de terapia, las personas siguen relatando impresiones sensoriales, como secuencias de imágenes cortas, películas que se proyectan hacia adentro, olores, ruidos o comportamientos que no pueden explicar de acuerdo a su propia experiencia. El motivo de consulta de las sesiones de terapia suelen ser síntomas similares a los de una persona traumatizada, aunque no existe un recuerdo consciente de un trauma. A menudo se trata de trastornos de ansiedad generalizada, depresión, un estado de salud fundamentalmente inestable o un comportamiento que lastra la personalidad. Los patrones subconscientes que alguna vez pudieron haber sido necesarios para la supervivencia se transmiten a los descendientes durante muchas generaciones. Los estudios genéticos han sido capaces de demostrar científicamente estas relaciones. Lo que se transmite específicamente son las modificaciones bioquímicas de los genes al encenderlos y apagarlos. Esta modificación transmite patrones codificados de estímulo-respuesta a las generaciones posteriores, lo cual supone una adaptación ventajosa en términos de conservación de la especie.

Es posible que muchas veces te hayas preguntado qué experiencias y sucesos extraños y cuasi históricos aparecen en tus sueños por la noche. Corres para escapar, escuchas el sonido de las armas, te acurrucas atemorizado en un estrecho búnker, huyes de una explosión… La lista podría continuar sin fin desde el pasado de tu familia. Quizás encuentres una historia detrás de estas imágenes y, por lo tanto, una explicación para tus problemas.

9
Diagnóstico
de TEPT y otros
trastornos
traumáticos

Además de un gran miedo y sensación de impotencia, la experiencia de un *shock* violento suele ir acompañada de una sensación de abandono o desamparo. El fuerte impacto evoca las reacciones físicas apropiadas. La condición inicial se conoce como reacción de estrés agudo. Esto puede manifestarse tanto en forma de tendencia a quedarse paralizado como en forma de comportamiento de huida o lucha. Según el modelo de la teoría polivagal, el vago dorsal o el sistema nervioso simpático se encargan de esto. Las personas afectadas suelen mostrarse muy inquietas, les resulta difícil concentrarse después del suceso o incluso tienen lagunas mentales.

Yo misma recuerdo todavía muy bien un pequeño accidente después del cual me resultó difícil durante días determinar si el camino estaba libre y podía cruzar o no. Seguía mirando a izquierda y derecha sin comprender realmente si estaba viendo un automóvil o no. Era una situación muy incómoda e inquietante que, sin embargo, desapareció por completo al cabo de poco tiempo. También pueden presentarse síntomas físicos, como sudoración, taquicardia, enrojecimiento intenso de la cara y el pecho, tensión muscular o trastornos del sueño. Dependiendo de la personalidad, estos suelen desaparecer a los pocos días. Si los síntomas persisten durante un período de tiempo más prolongado, según la definición internacional, se habla de un trastorno de estrés postraumático

(TEPT) siempre y cuando se den tres síntomas específicos en el cuadro completo. Estos son principalmente:

- Revivir el evento traumático.
- Comportamiento evitativo.
- Sobreexcitación.

Revivir el evento traumático

Me gustaría comentar más detalladamente los tres principales síntomas. Al revivir, los llamados recuerdos de reverberación o intrusiones, incluso los estímulos más pequeños, que en este contexto se denominan desencadenantes, pueden generar recuerdos estresantes de lo sucedido. ¿Qué es exactamente un desencadenante? ¿Qué es un *flashback* que provoca un cambio de un estado autónomo a otro?

Desencadenantes y *flashbacks*

El sistema nervioso autónomo y, por tanto, todo nuestro organismo, asume constantemente el estado que mejor asegura la supervivencia biológica y al mismo tiempo ofrece el mejor rendimiento posible. Tal cambio no solo se produce espontáneamente, sino siempre como una respuesta a un estímulo, especialmente si este es percibido como una amenaza para la vida y la integridad física. En realidad, puede ser un desencadenante muy sutil. Lo verdaderamente interesante es cómo reacciona el cerebro ante este o a qué experiencia reacciona el cuerpo. El estímulo, a menudo, solo se recibe de manera subconsciente, lo cual significa que los afectados no tienen idea de por qué su cuerpo reacciona con tanta fuerza. En primer lugar, se siente como algo desagradable. El estímulo puede producirse dentro del cuerpo, como un pensamiento o un síntoma. El físico lo sigue de inmediato y uno se siente transportado de regreso a la experiencia estresante. También hay estímulos externos, como olores, sonidos o imágenes desagradables. A los diversos factores de estímulo los llamamos desencadenantes. Para poder recuperar la autorregulación, primero debes conocer la existencia y el efecto de los desencadenantes, así como tus propios desencadenantes. Ejemplos de desencadenantes de diferentes tipos:

- **Acústicos:** timbre del teléfono, traqueteo, voces, ruidos de todo tipo.

- **Emocionales:** sentimientos de ira, tristeza, alegría, miedo, vergüenza.
- **Gustativos:** estímulos gustativos, como amargo, picante o dulce.
- **Olfativos:** olores o aromas, como un perfume fuerte o incluso un olor apenas perceptible.
- **Visuales:** colores, formas, patrones, ropa, rasgos faciales como la barba o la forma de la nariz, etc.
- **Táctil-kinestésicos:** ser tocado o implícitamente señalado por otras personas, sentir estados físicos, texturas superficiales de ciertos objetos.

Coloquialmente, hace tiempo que se establecieron frases como «eso me saca de quicio», y aunque en principio se refiere al mismo proceso neurofisiológico, hay una diferencia a tener en cuenta: cuando hablamos coloquialmente de desencadenantes, generalmente nos referimos a que algo nos molesta mucho, pero que en la mayoría de los casos no representa una seria amenaza para la vida. Probablemente, hay un cambio en la dirección del sistema nervioso simpático, nos enojamos, movilizamos fuerzas e insultamos a alguien, pero en la mayoría de los casos seguimos siendo capaces de actuar y relajarnos nuevamente al cabo de un rato. Se trata, por tanto, de una reacción normal; regulamos hacia arriba y regulamos hacia abajo. Así es exactamente como debería funcionar nuestro sistema nervioso.

No obstante, hay personas en las que un desencadenante provoca un *flashback* físico o emocional, es decir, una reexperimentación de la situación de amenaza. A veces es una simple imagen, un sonido o un sentimiento inespecífico. El desencadenante puede durar una fracción de segundo y mostrar en un instante fragmentos sueltos o secuencias enteras de lo que se experimentó originalmente. Lo sabemos muy bien por historias o películas sobre personas que regresan de la guerra o son víctimas de accidentes. En definitiva, cualquier suceso abrumador no integrado puede desencadenar *flashbacks* en cualquier persona. La situación resulta familiar para los centros cerebrales profundos y, por lo tanto, se establece rápidamente la conexión con el suceso en cuestión. Sin embargo, puede ser que la persona afectada no tenga idea de por qué de repente está sufriendo tal cambio neurofisiológico. En casos extremos, se produce un apagón y la total incapacidad para continuar con la vida cotidiana previamente estructurada. En algunos casos, las personas cambian a otros rasgos de la personalidad. Entonces hablan de forma diferente y provocan un efecto diferente en nosotros. A menudo hay verdaderas lagunas mentales. Todos tenemos momentos en los que no sabemos exactamente cómo hemos pasado de «A» a «B». Por lo general, son solo fracciones de segundo de ausencia mental. En el caso de personas severamente traumatizadas, estas lagunas mentales pueden durar mucho más. Los conflictos en las relaciones privadas y profesionales quedan entonces casi programados. Muchas personas encuentran estresante el efecto de los desencadenantes emocionales que las devuelven a experiencias de la infancia con sus conductas correspondientes, como el comportamiento de evitación por vergüenza o los estallidos de ira debido al desprecio o la sensación de no ser escuchados.

Si los síntomas derivados de un desencadenante persisten durante un período de tiempo más prolongado, esto puede resultar muy estresante y agotador porque todo el cuerpo suele entrar en un estado de alta tensión o alarma. En estos casos la persona se ve sorprendida por sudores, temblores o palpitaciones, sobre todo aquellas que experimentan algo así por primera vez y todavía no saben en ese momento que una cosa está relacionada con la otra. Muchas veces no aciertan a entender que los síntomas que aparecen son resultado de una experiencia traumática. Aunque no es lo normal, los afectados relatan que la primera vez que experimentaron esta supuesta intrusión fue en público, por ejemplo, en un tren o en la escalera mecánica de un centro comercial, es decir, en lugares donde hay una enorme cantidad de estímulos externos incontrolables. La mayoría de las personas, de alguna manera, logran escapar a un lugar seguro o protegido. Para algunas, este lugar puede ser su piso, la cama u otro completamente diferente. Cuando se reduce el estímulo y el sistema nervioso se calma, la capacidad natural de regular entra en acción.

La forma extrema de intrusión se conoce como *flashback*. Por ejemplo, un desencadenante hace que una persona experimente una gran amenaza en un centro comercial, cuando en realidad no hay ninguna. El desencadenante lanza pensamientos y sensaciones corporales directamente al corazón del trauma original y, por lo tanto, a la amenaza, y se rompe la conexión con la realidad. La persona puede entonces mostrar un comportamiento extremadamente inquieto, no reaccionar en absoluto, quedarse quieta o bien huir de forma repentina e imparable. La reacción a un *flashback* puede manifestarse de muchas formas distintas, y para un observador la imagen del comportamiento puede ser abstracta y desconcertante. Sin embargo, si conocemos el patrón de respuesta autónomo, es más fácil clasificar y luego quizás desarrollar una idea sobre si se podría ayudar a la persona afectada y cómo. En cualquier caso, es útil guiar a la persona hacia el aquí y el ahora, y recordarle que use sus recursos de emergencia (véase también página 192). Por regla general, las personas afectadas conocen sus recuerdos y llevan consigo caramelos picantes, bolas con púas, aceites perfumados u otros pequeños remedios de emergencia.

Algunos de los afectados sufren terribles pesadillas durante la reexperimentación. Estas difieren de los sueños normales en la intensidad de su contenido y en el hecho de que la persona normalmente se despierta sudando y, a menudo, con el pulso acelerado. Me gustaría recalcar que una sola pesadilla no es indicativa de la presencia de un trauma, y que el trauma no es de ninguna manera la única causa posible de las pesadillas, los sudores nocturnos o las palpitaciones del corazón.

Comportamiento evitativo

En ocasiones, el temor a un posible desencadenamiento inminente de una nueva experiencia puede limitar cada vez más las actividades y los hábitos normales. Practicar una afición, viajar en transporte público, ir de compras al centro comercial o al supermercado, reunirse con los amigos, e incluso asistir a las reuniones de grupos con fines terapéuticos puede convertirse en un auténtico desafío e incluso, a veces, se vuelve totalmente imposible. Este temor, además del miedo, se alimenta posiblemente de la vergüenza o de la afirmación propia o ajena de que el trauma aún no ha sido superado.

«Ya deberías estar bien». «Hace mucho ya que todo eso pasó». «¡Contrólate, no te pongas así!». Estas probablemente sean algunas de las frases más temidas que familiares, conocidos o compañeros suelen decir de forma tan escueta como irreflexiva, pero que, lamentablemente, a veces tienen graves consecuencias.

Ya he mencionado antes que el hecho de que las personas del entorno reconozcan el trauma como tal puede ayudar significativamente a la curación. Por tanto, nuestra comunicación debe mostrar aprecio y comprensión hacia la otra persona, así como hacia lo que esta ha dicho o expresado de forma no verbal.

En algún momento debería —y así será— encontrarse bien de nuevo, pero es la persona afectada la que determina ese momento por sí misma. Un trauma, así como todos los aspectos dolorosos asociados con el tiempo y la felicidad perdidos o las oportunidades no aprovechadas en la vida requieren de mucho tiempo y comprensión hasta poder asimilarse. Tal vez encuentres la razón por la que un amigo, de repente, ya no te envía mensajes de texto o solo te envía mensajes con monosílabos, o por qué tu mejor amigo puso una mala excusa para no asistir a tu fiesta de cumpleaños. El miedo a su propio comportamiento en momentos impredecibles empuja a los afectados a adoptar una estrategia de evitación. Un trastorno traumático puede afectar a cualquier persona en cualquier momento; cualquiera de nosotros puede verse en una situación así. Por lo tanto, nunca te tomes estos cambios en el comportamiento de tus semejantes como algo personal. En lugar de eso, tómatelos siempre muy en serio. Me gustaría animarte a abordar el problema con cuidado y sin reproches; todos necesitamos ayuda, agradecemos la atención de los demás y nos beneficiamos de las buenas relaciones humanas.

Sobreexcitación

Hay otro síntoma postraumático específico que en el lenguaje técnico se denomina sobreexcitación, el cual se manifiesta por medio de una hiperexcitabilidad general. Esta se mantiene como un patrón autónomo, como si la amenaza fuera omnipresente. Se manifiesta, por ejemplo, a través de sobresaltos, tensión muscular severa, hipersensibilidad del oído o sensibilidad a la luz. También son típicos de este estado los problemas de concentración, dado que la sobreestimulación en nuestra vida cotidiana, que es difícil de filtrar, abruma a los enfermos hipersensibles. Las personas hiperexcitables, a menudo, cuentan que es como si tuviesen unas antenas extremadamente sensibles o una intuición fuertemente desarrollada. Los síntomas de la hiperexcitabilidad son inquietud inespecífica, ansiedad, trastornos del sueño y el temor a que el miedo se vuelva algo constante.

10
Consecuencias del trauma en la salud

Algunas estadísticas, quizás apreciadas fugazmente por el público en general, muestran que el número de enfermos está aumentando constantemente. Se podría suponer que estas estadísticas reflejan, al menos en parte, los síntomas graves y duraderos causados por traumas, entre otras cosas. Según publicó el portal de estadísticas Statista, en 2019, antes las enfermedades mentales solían ser más comunes entre quienes no tenían empleo, pero a lo largo de los últimos diez años las enfermedades mentales se han extendido enormemente entre todas las personas ocupadas. Según los registros de las cajas generales de seguros de salud locales, entre 2006 y 2016 el número de casos de incapacidad laboral relacionados con enfermedades psicológicas aumentó en casi un 50 %, y el número de días de incapacidad laboral en un asombroso 80 %. Si nos fijamos en aquellos asegurados que no pueden trabajar por razones psicológicas, se podría suponer que, desde el punto de vista de la teoría polivagal, se encuentran en un estado vago dorsal de apagado en el cual ya nada funciona.

Hay personas que experimentan sucesos violentos que son traumáticos para los demás y, sin embargo, continúan llevando una vida normal, mientras que aquellas con una naturaleza más sensible parecen incapaces de recuperarse de ciertas experiencias. La lesión por sí sola no siempre causa un daño consecuente o lo que se conoce como un trastorno traumático. No es la experiencia en sí misma la que es traumatizante, sino que depende de qué sistema nervioso golpee.

Lo bien que una persona se recupere de un trauma depende de varios factores, como su entorno social y el apoyo que reciba al principio. Por ejemplo, ¿alguien acudió rápidamente a la escena del accidente para ayudar? Y, sobre todo, ¿la ayuda fue realmente la adecuada o la persona que ayudaba estaba aún más excitada que la víctima del accidente? Más adelante describiré cómo son los primeros auxilios emocionales efectivos (véase página 127 en adelante). El procesamiento del trauma también depende de la resiliencia (véase la página siguiente), es decir, de la resiliencia personal.

Resiliencia

En psicología, la resiliencia es la capacidad de una personalidad para adaptarse a las circunstancias y desafíos de la vida. Lo ideal es seguir adelante y no darse nunca por vencido. La palabra proviene del verbo latino resilire, que significa «rebotar» o «saltar hacia atrás». Según esta metáfora, los puñetazos, proyectiles y ataques de cualquier tipo rebotan en una persona resiliente, la cual vuelve a la normalidad.

Las personas particularmente resilientes son, por lo general, equilibradas y parecen dominar cada situación sin esfuerzo. El grado de resiliencia no es innato, sino que se desarrolla a lo largo de la vida y, afortunadamente, puede fortalecerse mediante un entrenamiento especialmente diseñado con este propósito.

Además de los factores ambientales, existen algunas características básicas que pueden mejorar la resiliencia de una persona. Básicamente, estas cualidades ayudan a fortalecer la confianza y la seguridad, y así superar activamente las crisis. Entre estas se incluyen, por ejemplo, la capacidad de aceptar las cosas y clasificarlas de manera realista, así como una actitud estable y optimista. El comportamiento enfocado a encontrar una solución y un entorno social sano, así como la capacidad asociada para formar vínculos saludables, fortalecen la resiliencia de una persona.

La aparición de síntomas como el miedo o el pánico, así como las fases depresivas, pueden indicar una falta de resiliencia. No obstante, aparte de la falta de resiliencia, también hay muchos otros factores que pueden estar implicados. Un buen enfoque terapéutico siempre requiere de un análisis exhaustivo de la causa subyacente detrás de los síntomas.

Puedes fortalecer tu resiliencia con los siguientes pasos, aunque en ocasiones pueden resultar bastante exigentes:

- Si es posible, abandona el papel de víctima.
- Haz una lista de objetivos que sean alcanzables.
- Aborda las cosas de manera activa y optimista.
- Ante cualquier tipo de crisis, ten esto claro: siempre hay un camino.
- Ten fe ciega en ti mismo.
- Comienza hoy mismo con los ejercicios de regulación de la tercera parte (desde la página 131).

Mediante su definición de trauma, Peter A. Levine construyó un puente entre las terapias de trauma conversacionales y las relacionadas con el cuerpo. El trauma se produce cuando el organismo es incapaz de regular un estado de excitación. Con esto se refiere a uno de esos estados sobre los que ya has leído aquí: excitación alta e incontrolable a través del sistema nervioso simpático o alejamiento provocado por el vago dorsal. Cualquier acontecimiento imprevisto y subjetivamente amenazador aumentará la activación del sistema nervioso y someterá al cuerpo a la dirección del sistema simpático o del vago dorsal. Si el organismo no tiene suficiente capacidad reguladora, la energía traumática permanece en el cuerpo y, según Levine, el trauma ya no está en el suceso en sí, sino en el propio sistema nervioso.

Dado que, lamentablemente, las peores situaciones o incidentes no son infrecuentes, las personas afectadas tendrían que tener una resiliencia enorme para poder sobrevivir con buena salud. Por eso los traumas están tan extendidos. Si nosotros, como individuos y también como sociedad, somos conscientes de esta dinámica, existe una posibilidad de curación.

Consecuencias del trauma y procesamiento a través de la regulación

El trauma es un problema que desde hace mucho tiempo ha ido más allá del fenómeno de los *Kriegszitterer*, un término que se utilizaba en los países de habla alemana para referirse a los veteranos traumatizados después de la Primera Guerra Mundial. El término muestra la poca comprensión que había hacia aquellos que regresaban a casa y no podían aceptar el horror inimaginable en las trincheras y en los campos de batalla. Desde entonces, el trato hacia las personas traumatizadas ha mejorado mucho.

El tema del trauma determina constantemente nuestra vida cotidiana. Se sabe desde hace mucho tiempo que las personas que regresan de la guerra, las víctimas de un tsunami o los miembros de ciertos grupos profesionales, como policías o socorristas, a menudo sufren durante mucho tiempo las consecuencias de eventos traumáticos, y a estas personas se les ofrecen con frecuencia terapias de forma meramente rutinaria. Sin embargo, en nuestra sociedad, por lo general se desconoce que el abanico de causas posibles es mucho más amplio y que, en principio, cualquier persona puede sufrir trastornos traumáticos como el miedo, el pánico o las fases depresivas. Hay infinidad de hechos cotidianos en los que nos lesionamos o somos lesionados que pueden producir síntomas postraumáticos.

Para ilustrar la sutileza con la que puede generarse el trauma, a continuación, ofrezco una lista de ejemplos de sucesos que algunas personas encuentran abrumadores sin clasificar su experiencia como tal:

- Abuso verbal y/o físico de todo tipo.
- Ataques y mordeduras de animales.
- No obtener justicia, pese a tener razón.

- Caídas de todo tipo.
- Ser castigado de niño o adulto con la indiferencia de los demás.
- Intervenciones médicas.
- Uso de productos químicos.
- Autorregulación suprimida (véase más adelante).

La autorregulación es una forma fascinante de restaurar el bienestar y, sobre todo, el punto de partida para procesos terapéuticos más profundos y, por lo tanto, para la curación. Solo cuando nos movemos dentro de la ventana de tolerancia en nuestro proceso de respuesta autónomo podemos hablar sobre el problema y resolverlo. Mientras una persona esté atrapada en un patrón autónomo, responderá a cualquier intervención con los mecanismos de ese patrón. Esto puede explicar por qué algunos terapeutas profesores esperan en vano a sus pacientes o alumnos. A veces, el predominio del vago dorsal te hace faltar a clase o a la sesión, ya que crees que no hay nada que hacer; la vergüenza genera en ti un deseo de hundirte en el suelo o que todavía te arrepientas de las palabras que dijiste en la última sesión. No es de extrañar que la terapia no progrese rápidamente o que el rendimiento escolar decaiga. ¿Cómo se supone que debes estudiar adecuadamente cuando te sientes amenazado por dentro? Eso, sencillamente, no funciona.

Los ejercicios de autorregulación siempre establecen la conexión con el aquí y el ahora, aportan relajación o te activan un poco para poder volver fisiológicamente a la acción. En la segunda parte del libro (a partir de la página 95) ordeno estos estados con más detalle usando reacciones físicas. Seguramente habrás observado alguna de ellas hace tiempo, otras pueden sorprenderte. La pregunta es ¿cuánto vaivén entre estos estados sigue siendo saludable y en qué momento hablamos de estados patológicos?

Estímulo y respuesta al estrés

Un sistema saludable y resiliente puede regular fácilmente los factores estresantes, es decir, los estímulos que afectan el sistema corporal. En un estado de salud estable, existen oportunidades para integrar estos estímulos. Se trata de ser capaz de relajarse y comportarse de manera flexible. Para ser precisos, no se trata solo del tipo de relajación que asociamos a una tranquila tarde de domingo en el sofá. Se trata más bien de una sana regulación que haga posible la actividad vital, es decir, una respuesta adecuada ante una situación dada. Todos los estados autónomos que la Madre Naturaleza nos ha dado como opción se consideran reacciones posibles.

Veamos un ejemplo: vas paseando tranquilamente por una calle comercial. Hace sol, tal vez estés silbando tu canción favorita y miras a los transeúntes de forma amable a los ojos. Te gusta conectar con la gente y, cuando lo haces, estás dispuesto a entablar una pequeña charla. Tu mundo está bien y te sientes seguro. Sientes una conexión natural y saludable. El vago ventral está al mando de tu sistema nervioso.

De repente, de manera completamente inesperada, oscurece y se desata una increíble tormenta. Incluso hay relámpagos y truenos. En poco tiempo, las calles se convierten en torrentes embravecidos y corres bajo el aguacero hasta que finalmente llegas a casa. Completamente sin aliento, esperas un momento para recuperarte del esfuerzo. El sistema nervioso simpático domina ahora tu sistema nervioso. Al sentirte amenazado por los rayos y la lluvia, corriste sin dudarlo. Podías correr y sabías a dónde ir para ponerte a salvo: a casa. Al cabo de un rato, cuando la vecina llama a tu puerta para pedirte un poco de harina, la invitas a tomar té y le cuentas esta historia. Y como en este caso salió bien y no pasó nada peor, os reís y charláis unos minutos. Ahora es de nuevo el turno del vago ventral.

Podría haber sido muy distinto si te hubiera sorprendido un golpe ensordecedor mientras comprabas, un golpe que no pudieras ubicar. No tienes ni idea de lo que está pasando, tu cuerpo prácticamente se queda en estado de *shock*; ya no puedes pensar con claridad, huyes a un pasillo y te sientas allí durante mucho tiempo. No te das cuenta de dónde estás ni de cuánto tiempo permaneces allí. Este es el programa del vago dorsal; el cuerpo es incapaz de otra cosa que no sea alejarse. En cierto momento empiezas a temblar, una primera reacción de descarga. El pico más alto de estrés desaparece y hay un cambio para devolverte al sistema nervioso simpático. Sacas tu teléfono móvil, llamas a un amigo y le chillas con voz estridente y a una velocidad exagerada. Caminas frenéticamente por la calle sin dejar de mirar a tu alrededor. Incluso ahora, que ya no parece haber nada fuera de lo común, tu sistema no se fía del todo. Tu sistema nervioso simpático está en plena forma, te está ayudando a escapar de la desagradable situación y quiere que estés a salvo. En algún momento repararás en la voz familiar de tu amigo al teléfono. Entonces respiras hondo y empiezas a llorar. Ahora el miedo se aleja de ti, tu voz se vuelve más tranquila y más pausada. Tus pasos también se vuelven más lentos y gradualmente vuelves a entrar en contacto con el aquí y el ahora, es decir, con el sistema de conexión. Le preguntas a la siguiente persona con la que te encuentras qué ha sucedido y descubres que están rodando una película cerca. Todo va bien, y aunque estás muy agotado, ya puedes irte a casa despacio, bien orientado.

Nuestro día a día transcurre muchas veces de esta manera o de forma parecida, pero las reacciones y el cambio a otros estados autónomos suelen ser mucho más sutiles. Sin embargo, hasta los traumas cotidianos menores a menudo nos alteran más de lo que nos gustaría por un hecho tan subjetivamente insignificante. Reaccionamos con sensibilidad ante situaciones aparentemente ordinarias que, en el mejor de los casos, son físicamente incómodas o emocionalmente vergonzosas. Por ejemplo, después de tropezar en la acera o tras una operación ginecológica ambulatoria de la que nos recuperaremos rápidamente. Mantén la calma y no muestres ninguna debilidad; ese suele ser nuestro lema. Puede ser el lindo gatito de casa, que primero solo quería jugar y luego acabó mordiéndote; o como cuando nos chocamos con nuestro compañero mientras jugamos al fútbol... La lista es interminable. Las heridas se curan rápidamente; un empleo se cambia si las condiciones son malas. Como regla general, los humanos nos levantamos y seguimos adelante. Desgraciadamente, no es raro que una experiencia que no hemos cerrado del todo siga ardiendo en nuestro interior. Así sucede a veces, fisiológicamente hablando, aunque nadie lo espere. Meses después de un acontecimiento estresante, las cosas surgen como de la nada. El hecho de que el propio sistema nervioso te diga que está en un estado traumático es nuevo para mucha gente y, a menudo, no del todo tangible. Un trauma... eso solo les pasa a los demás, a los que han estado en la guerra o quienes han sufrido abusos o torturas. Aun así, una cosa es segura: no hay absolutamente ninguna generalización cuando se trata de un trauma, y mucho menos respecto a lo grande o pequeña que tiene que ser una experiencia traumática para causar daño posteriormente. Tal y como lo definió Peter A. Levine, el trauma es un estado del sistema nervioso. Todos tenemos un sistema nervioso que responde a circunstancias externas, pero el estado y la resiliencia del sistema nervioso de cada persona es variable y dinámico, lo que determina tanto su vulnerabilidad como la esperanza de curación. El estado de nuestro sistema nervioso se puede cambiar a través de la regulación. Los ejercicios de este libro se basan en esta idea. Un sistema nervioso apagado puede activarse con ejercicios estimulantes, mientras que uno sobreexcitado puede calmarse mediante ciertas posturas o ejercicios de respiración.

Mientras lees esto, es posible que te preguntes si tus síntomas podrían tener un origen traumático. Probablemente conozcas muchos síntomas físicos o mentales de ti mismo o de tus amigos, como dolor, inquietud interna y externa, trastornos del sueño, digestivos o problemas de concentración, por nombrar solo algunos. Si estos son de origen traumático o no solo se puede responder en cada caso individual. De cualquier modo, muchos síntomas son causados por una desregulación en el sistema nervioso autónomo. En la segunda parte (a partir de la página 95) abordaré más detalladamente los síntomas. Por ejemplo, si estás en modo de lucha o huida todos los días, lo más probable es que sientas tensión o incluso dolor, porque los músculos están permanentemente tensos para la supuesta pelea que se avecina. Naturalmente, puedes tratar este denominado empeine duro mediante masajes, osteopatía o fisioterapia, pero, como mínimo, además deberías hacerte la siguiente pregunta: ¿por qué estoy en modo de lucha o huida con tanta frecuencia? ¿Con quién o qué estoy peleando o de qué quiero huir? ¿Qué circunstancias de mi vida me causan inseguridad y cuándo o dónde comenzó esta espiral?

Orientación

Tómate un momento para hacer una pausa, orientarte y respirar profundamente. Inspira hondo unas cuantas veces y deja salir el aire lentamente a través de la boca ligeramente abierta. Siente tus pies en el suelo y tus glúteos en el asiento y deja que tu mirada deambule sin un objetivo específico. Percibe sin juzgar dónde se detienen tus ojos. Se consciente de todos los sonidos y olores a tu alrededor. Oriéntate conscientemente en el aquí y ahora. Usa este ejercicio para orientarte hacia un lugar donde te sientas seguro y cómodo.

Puedes practicar este pequeño ejercicio en cualquier momento y en cualquier lugar. Simplemente te sienta bien y te relaja. Sin embargo, hazlo sobre todo cuando tu mente haya estado divagando por tu pasado y puedas estar pensando en sucesos estresantes por más tiempo del que resulta recomendable.

Tal vez ahora mismo estés conectando automáticamente con esta espiral tuya, pero antes de que te arrastre, te invito de nuevo a que realices un ejercicio.

No dejes de tener presente que se trata de un recuerdo. Incluso si provoca algo en este momento, por ejemplo, tensión en el cuerpo o una sensación desagradable, lo esencial tiene lugar únicamente en tu memoria, porque el suceso desencadenante ha terminado y ya no te amenaza. Nunca esperes demasiado de ti mismo al recordar y aceptar el pasado. La mera lectura de este libro puede provocarte una y otra vez. Por lo tanto, haz descansos mientras lo lees y practica los ejercicios de autorregulación de la tercera parte (a partir de la página 131). Cultiva conscientemente y construye sobre la vitalidad y el poder que posees en este momento de tu vida. Recordar con demasiada frecuencia e intensidad puede agotar innecesariamente tus reservas de fuerza y confundirte. Debes evitar esto y ser paciente contigo mismo, ya que el tiempo es uno de los factores más importantes para el procesamiento, la integración, la curación y la terapia. Hay un hermoso dicho que afirma que «Roma no se hizo en un día». Lo mismo sucede con cualquier tipo de curación, no solo con los trastornos traumáticos.

La tensión se basa en un recuerdo, una experiencia que todavía tiene un impacto en el presente y que puede ser muy antigua. La tensión y los sentimientos que surgen cuando investigamos las causas o, en general, afrontamos nuestro pasado no resuelto, muestran de inmediato que el trauma está ligado al sistema nervioso y, por ende, al organismo.

Esto es a su vez lo que da esperanza para la curación, porque la tensión aparece cuando surge un recuerdo y desaparece cuando le damos tiempo al cuerpo para asimilarlo. Practicar la capacidad de regular es un primer paso muy importante; después hay que integrar aquello que se ha experimentado.

Si entendemos que un trastorno traumático surge cuando un suceso no se cierra física o mentalmente, es importante encontrar los cabos sueltos de la propia historia además de la regulación general. A veces eso sucede de forma natural, pero no cabe duda de que es más fácil explorar con un terapeuta el binomio causa-efecto. Además, siempre resulta de ayuda relajarse primero mediante un poco de trabajo corporal y ejercicio suave.

Beneficios del autodescubrimiento y la autorregulación

El viaje de investigación hacia uno mismo con el objetivo de afrontar el trauma merece la pena, por supuesto, porque te hará más saludable y te ahorrará la frustración de ir de médico en médico o terapeuta en terapeuta con la sensación de que nadie puede ayudarte. Además, no caerás en la ira o la desesperanza debido a la frustración, sino que reforzarás tu capacidad de autoempoderamiento. Muchos síntomas pueden resolverse de forma eficaz mediante la medicina convencional. Ni siquiera debes tratar de respirar o meditar para eliminar los síntomas; en realidad, a veces hay que operarlos. Podemos estar agradecidos por estos logros de la medicina. Sin embargo, hay también muchos aspectos que permanecen como signos de interrogación en las historias clínicas. Por ejemplo, ese dolor constante, siempre en el mismo sitio, del que he hablado aquí en el texto como un ejemplo para cualquier otro síntoma que se manifiesta reiteradamente durante un largo período de tiempo. No solo tú, como afectado, conoces este dolor, también médicos y terapeutas a menudo se enfrentan a la misma pregunta: ¿Por qué este dolor u otro síntoma sigue volviendo con tanta intensidad? La explicación más sencilla sería que aún no se ha identificado la causa, por lo menos una vez realizada la evaluación médica convencional. Todavía no ha aparecido ningún factor y es importante encontrarlo. No es raro que síntomas tan aparentemente insondables tengan un origen traumático. Sin embargo, debido a que los traumas son algo que solo experimentan los demás, la caída del trineo se produjo hace mucho tiempo y la memoria a veces olvida cosas como esa; simplemente, no lo entiendes y no estableces la conexión.

Una vez más, me gustaría que la gente se mostrara receptiva sobre el hecho de que podría haber sido la caída del trineo o del manzano hace veinte años la gota que colmó el vaso. En ese momento, sin embargo, el cuerpo era joven y seguía funcionando, y el comienzo de cualquier cadena causal aún no era evidente. Si no hay tensión psicológica, naturalmente, no hace falta buscar conexiones ni necesidad de terapia. ¿Cómo podemos encontrar la conexión entre el aquí y el ahora y los síntomas que no han desaparecido a pesar de la terapia? Cuando te sientas descentrado o en una crisis, pregúntate si te encuentras más en modo de lucha, de huida, conectado de forma saludable, en estado de *shock* o tal vez en alguna forma de sumisión. No siempre te será posible determinar esto inmediatamente, pero no te preocupes, también hay formas mixtas que, por supuesto, pueden dar lugar a malas interpretaciones.

No obstante, estoy segura de que con el tiempo desarrollarás esta forma de pensar y podrás evaluarte mejor y clasificar cualquier modo de supervivencia predominante al que tiendes. Repetiré conscientemente esto varias veces a lo largo del libro para que puedas recordarlo en tu día a día. Tan pronto como identifiques tu estado, puedes comenzar con los ejercicios correspondientes de la tercera parte (a partir de la página 131). No se trata de si puedes identificar claramente un suceso desencadenante, ya que esto no siempre es posible en el caso de un trauma. Si todavía no estás seguro de qué estado es, estudia las descripciones de cada uno de ellos en la segunda parte (a partir de la página 95).

Cuando hablamos de tener la mejor salud posible y de fomentarla bajo nuestra propia responsabilidad, también hay otro aspecto a tener en cuenta. Un sistema corporal no es algo inagotable. Con demasiada frecuencia, los médicos y terapeutas escuchan la frase: «Pero si siempre he estado sano». Eso puede ser cierto, y muchas personas están sanas durante mucho tiempo o, al menos, no tienen síntomas. Sin embargo, en un momento dado, generalmente alrededor de los 40 años, a veces incluso antes, comienzan los primeros problemas. A menudo se siente un pinchazo aquí y allá, o tal vez aparece algo de lumbago. Desgraciadamente, esto no siempre se debe a que hayas subido una pesada maleta al coche. Ha llegado un momento en que el cuerpo ya no puede equilibrar fácilmente todo por sí mismo. Por regla general, el cuerpo encuentra una solución por sí mismo, y a lo largo de tu vida busca la opción más eficiente; tuerce un poco la pelvis, deja que la mandíbula se deslice ligeramente, te permite cojear un poco para proteger un disco intervertebral... y así compensa el desequilibrio. Entonces, un día sucede algo sin importancia, tal vez una simple caída sobre la acera, un trauma cotidiano, como pasa con mucha frecuencia. En ese momento, todo el sistema se desregula. El cuerpo ya no es capaz de compensar este desequilibrio y envía fuertes síntomas. De repente, todo parece salirse de control.

Sin embargo, esto rara vez sucede de repente. Las cosas, por lo general, se mueven lentamente. Nuestro enfoque occidental presta atención a los síntomas individualmente, pero si observamos un poco más de cerca, detrás de cada síntoma hay un complejo sistema corporal que lleva mucho tiempo cargando con una mochila llena de experiencias. La situación física actual siempre es, en última instancia, la suma de todo y, por tanto, detrás de cada desorden regulatorio en el sistema nervioso autónomo hay una vida con algunas experiencias sin procesar. Puede ser la frustración por una oportunidad perdida, un resentimiento contra alguien, algún accidente... Tú sabes mejor que nadie lo que está en su lista. A lo largo de nuestra vida nos suceden todo tipo de cosas. Si logramos procesarlas, desaparecen. Sin embargo, algunas cosas se acumulan y se nos adhieren en forma de trastorno traumático. Pero ¿qué es lo que realmente se queda ahí?

Tal vez sean las mismas cosas que las personas que nos rodean dicen que se han ido hace mucho tiempo, cosas que sentimos que se nos niegan o sentimientos que nuestros semejantes piensan que ya no deberíamos tener, como «no seas siempre tan terco» o «no estés tan triste y retraído». Lo que en realidad está pasando muchas veces no puede salir porque las heridas causadas por un trauma suelen durar mucho tiempo y no solo involucran y tensan a la persona afectada, sino también a su entorno.

Se trata de aquellas cosas que han desaparecido de nuestra conciencia, precisamente porque el trauma tiene la capacidad de adueñarse de nosotros con demasiada rapidez y violencia. A menudo, no hay tiempo para asimilarlos y nos derrumbamos. ¡Oh, Dios! ¡Qué vergüenza! En medio de la ciudad, ¡espero que ningún conocido lo haya visto! El fuerte sentido de la vergüenza nos hace levantarnos y reprimirnos rápidamente. De niños hubiésemos ido corriendo hasta nuestra madre, habríamos llorado, nos habrían consolado, y en algún momento el dolor se hubiera pasado. Nuestra madre, que siempre nos toma en serio y está a nuestro lado, es fundamental, pero lamentablemente no siempre puede estar ahí, ni en nuestra vida adulta ni en nuestra sociedad, que corre de forma frenética casi hasta la inconsciencia. En la moderna sociedad occidental, tener sentimientos e incluso expresarlos se considera un lujo o un signo de debilidad. Es mejor guardar silencio y apaciguar la siempre popular pregunta retórica «¿cómo estás?» con respuestas estándar como «tirando» o «todo bien». Estas breves respuestas aparecen con mucha frecuencia en el lenguaje común. Cualquiera que pregunte cómo se sienten los demás está jugando con un arma de doble filo. ¿Son bien recibidas estas preguntas o se perciben como una intrusión?

En la segunda parte (a partir de la página 95) analizaré cómo los hechos de la teoría polivagal se reflejan en nuestras conversaciones y cómo podemos encontrarnos mejor con ayuda de la teoría. En principio, sin embargo, no sorprende que algunas cosas ya no estén en nuestra conciencia. Por un lado, la sociedad no quiere revelar nada sobre sí misma; por otro, está casi colectivamente en modo de lucha o huida y apenas tiene tiempo para una percepción precisa y un procesamiento completo. Nuestro cerebro es bombardeado con impresiones desde el amanecer hasta el anochecer. «Ya no puedo caer más bajo», nos decimos entonces. Después del trabajo, el vino o la cerveza se vuelven indispensables para conciliar mejor el sueño. Y cuando eso ya no sirve, siempre hay alcohol más fuerte, pastillas u otras drogas con las que poder alejarnos. También se intenta mediante el yoga o la meditación. ¡Genial! Entre cita y cita, corriendo a clase de yoga... Sin embargo, el modo de lucha o huida hace tiempo que también controla esta faceta de tu vida. El simpático dicta: «Debo tener buen aspecto en clase, hacer perfectamente el árbol de yoga y respirar adecuadamente». Lo único que realmente funciona es la meditación, pero, ¡cuidado!, es posible que se trate solo de una excusa para alejarnos. ¿Meditas para regularte o para alejarte? ¿Practicas yoga para lograr un equilibrio o empleas el patrón de respuesta dominante? ¿Cómo podemos hallar una buena forma de regularnos? El objetivo principal de este libro es que todos nosotros conozcamos las posibilidades beneficiosas que ofrece el modelo de la teoría polivagal. Lo mejor que podemos hacer como humanos dotados de sistema nervioso es entendernos a nosotros mismos y regularnos. No se trata de trabajar una lista de ejercicios uno tras otro, sino de lograr una comprensión básica general. Se trata de cada ser humano como individuo y, al mismo tiempo, de todos nosotros como sociedad. Todos pertenecemos y somos inevitablemente parte de una comunidad de seres vivos; en todo el mundo, personas, animales y plantas. No se trata de la persona que se da por vencida y lleva unas condiciones de vida o se comporta de forma extraña. Todos estamos unidos o, al menos, todos estamos conectados como sistemas nerviosos.

Imagina una estampida humana. En cuanto una persona entra en pánico, todas las demás entran también en pánico al cabo de un momento. Si alguien empieza a bailar, enseguida todos están bailando. Cuando alguien tararea, todos se unen. ¿Os suenan los partidos de fútbol donde los aficionados en las gradas cantan lo mismo durante horas, y las manifestaciones donde se corean cánticos? Al igual que los miembros de una manada, somos interdependientes y transmitimos comportamientos agresivos o destructivos entre nosotros como un virus, pero esa es exactamente la razón por la que también podemos beneficiarnos unos de otros en términos de regulación. Si vas por la vida regulado y con un sistema nervioso sano, contagiarás a otros con tu capacidad de regular. Este contagio funciona tanto para lo malo (en el sentido traumático) como para lo bueno. Como individuos, estamos traumatizados o regulados por quienes nos rodean.

Los ejercicios y las explicaciones de este libro pretenden ayudarte a conocerte a ti mismo y a tu sistema nervioso. Sin embargo, una y otra vez nos fijamos en las personas que nos rodean y nos preguntamos cómo podemos evitar ser traumatizados por los demás. Nos preguntamos por qué la violencia es tan flagrante y brutal en nuestro tiempo y, sobre todo, cada vez más frecuente. Desde el punto de vista del trauma, tenemos que asumir que, si una víctima no se recupera bien de la experiencia y no recibe ayuda suficiente, puede convertirse en autor, porque la energía acumulada busca una salida y, generalmente, termina encontrándola.

Otro ejemplo

Con vistas a la teoría polivagal, imaginemos a una persona que hasta ahora ha vivido en la más absoluta felicidad. No tiene preocupaciones importantes y físicamente se encuentra en perfecto estado de salud. De repente, sucede algo imprevisto. Un día acude a un importante evento donde la gente baila y celebra. Allí se aplica la siguiente regla tácita: «hoy todos estamos alegres y exuberantes». La música a todo volumen anima a los invitados a la fiesta a bailar y moverse. El contagio mutuo de los sistemas nerviosos funciona automáticamente, tal como he explicado con anterioridad, y también afecta en cierta medida a nuestro señor X. De pronto, una botella sale volando de entre la multitud sin rostro con destino a su cabeza. No ha tenido oportunidad de prepararse para ello, ni de protegerse, y mucho menos de defenderse. Ha sido atacado de manera impredecible con un proyectil, por un completo extraño y sin culpa alguna. Por un lado, esto provoca una dolorosa herida física, pero por otro, y este es el aspecto que queremos analizar aquí, su sistema nervioso cambia al modo simpático en cuestión de segundos. En el momento en que su cuerpo siente el ataque, un mensaje de alarma llega al tronco encefálico. No puedes huir, estás atrapado entre la multitud. Contraatacar, es decir, atacar al resto de bailarines que loe rodea, es inútil, porque ellos no tienen la culpa. Sorprendentemente, tampoco muestran interés por él, ya que es un extraño. Algunos incluso se dan la vuelta.

Una podría seguir elucubrando aquí sobre lo que un ataque así podría provocar entre las personas allí presentes. Ciertamente, no pasa desapercibido para quienes le rodean, sobre todo para aquellos que se alejan. Tal vez este comportamiento podría explicarse mediante el reflejo de hacerse el muerto. Dado que la situación no está clara y nadie sabe lo que va a suceder a continuación, inconscientemente se hacen los muertos al alejarse y de esta manera tratan de no resultar heridos ellos mismos o, al menos, de evadir su responsabilidad —conscientemente— hacia los demás.

Pero volvamos a la verdadera víctima de la violencia. En su cuerpo y en su sistema nervioso permanece activada la energía de lucha extrema. En ausencia de ayuda de los demás, el modo de lucha o huida nos ayuda a seguir funcionando de manera adecuada. Después de sufrir un accidente, las personas a menudo cuentan que no saben cómo han hecho para superar la fase de *shock* inicial. El instinto de conservación tiene mucho que ver en ello.

Pasará algún tiempo antes de que el cuerpo y el sistema nervioso del señor X tengan oportunidad de descargarse. De alguna forma, logró salir y encontró el camino de vuelta a casa, donde está su pareja. Naturalmente, esta se sobresalta al verlo, y aunque no quiere, comienza a gritar. Hace tan solo un momento todavía estaba leyendo cómodamente, ahora probablemente esté en modo lucha. «¡La culpa es tuya! ¿Por qué tenías que ir a ese evento?» Con cierta brusquedad, se ocupa de la herida y continúa maldiciendo.

Tras el patrón de ataque y ausencia de defensa, nuestro hombre ahora realiza su vida cotidiana en un patrón constante de lucha o huida. Esto puede manifestarse de distintas maneras. Puede que se ponga de mal humor, o tal vez vaya demasiado rápido en el coche y, a menudo, tenga que pagar multas por ello. Es posible que algunas noches tenga problemas para dormir y esté cada vez más despistado en el trabajo. La empresa no tolera más sus errores y acaban despidiéndole, y así sigue su racha de mala suerte, una serie de injusticias. ¿Qué hubiera pasado si atrapan a la persona que lanzó la botella y le hubieran castigado de inmediato? ¿Y si se hubiera disculpado? ¿Y si las personas a su alrededor se hubiesen preocupado por él en lugar de ignorarle? ¿Y si hubiera podido tener un par de sesiones de terapia para ordenar y procesar lo que había experimentado?

Es posible que alguna vez te haya pasado algo similar. Ahora también es un buen momento para realizar de nuevo el breve ejercicio de orientación: sentir los pies en el suelo, los glúteos en el asiento. Haz una pausa. Inspira y espira despacio y profundamente. Percibe los sonidos y olores a tu alrededor; oriéntate en el aquí y el ahora. Lo que has leído es una historia inventada, aunque puede parecerse por momentos a tu vida. Trata de sentir cómo tu cuerpo se relaja nuevamente y cómo percibes que se está relajando. Esa es la regulación de la que estamos hablando en este libro.

A veces, merece la pena examinar nuestra propia vida. Es posible que hayas estado, o todavía estés, molesto por algo injusto que te ha sucedido. La historia de la botella te ha ayudado a recordar esa experiencia. Todo sucede extremadamente rápido. Tal vez no obtuviste justicia después de un accidente de tráfico, a pesar de que tenías razón…

Sin embargo, ¿dónde hay sitio en nuestra sociedad para la enorme cantidad de ira que se acumula en las víctimas de accidentes, entre otras muchas cosas? Tal vez en un puñado de terapeutas. Aun así, ahí es donde tienes que acudir primero, si es que has encontrado alguno, y descubrir la conexión entre la ira y el trauma. Por regla general, la ira se atasca en el organismo y la persona afectada se queda sola con ella. ¡La de veces que escucho a mis pacientes decir que sus familiares son incapaces de escuchar una palabra más sobre el tema! Con este rechazo, perdemos la oportunidad de sanar y la ocasión de aportar más calma y paz a nuestra sociedad.

Atar los cabos sueltos requiere de tiempo, así como de personas atentas con las que poder compartir nuestro sufrimiento y que estén dispuestas a escucharnos, se aflijan con nosotros y comprendan por qué estamos enfadados. Necesitamos que la gente nos diga que la historia detrás de nuestro trauma es verdadera y que lo que pasó fue realmente malo, no que no fuera «tan malo» después de todo. La comunicación es algo sutil y tiene un poder increíble. Cuando otra persona nos habla de un sentimiento, este permanece en nosotros como un cabo suelto, primero en forma de tristeza, más tarde quizás como ira. En un momento dado, el cuerpo comienza a dolernos a causa de la ira reprimida. Para hallar verdadero alivio, primero debes investigar los trastornos regulatorios.

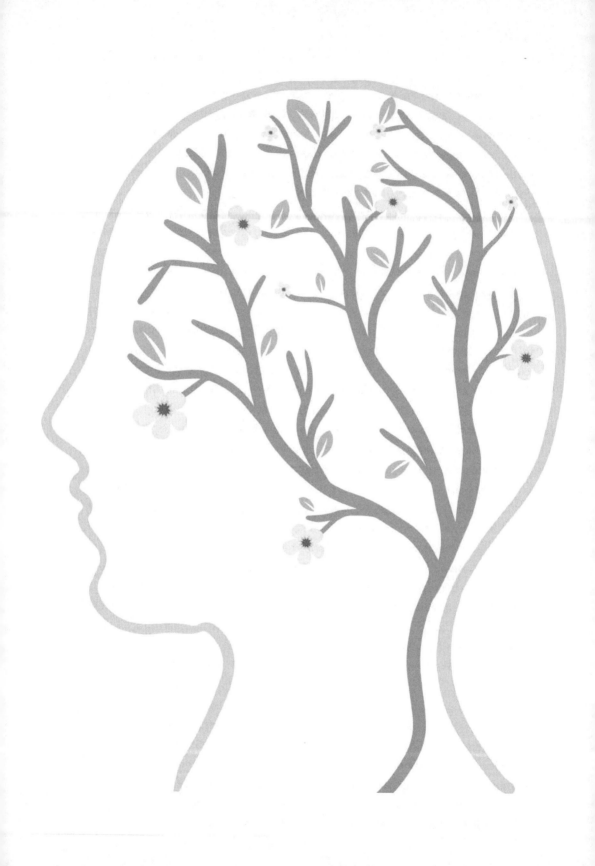

Segunda parte

El camino hacia el cambio.
Entender tu propia fisiología

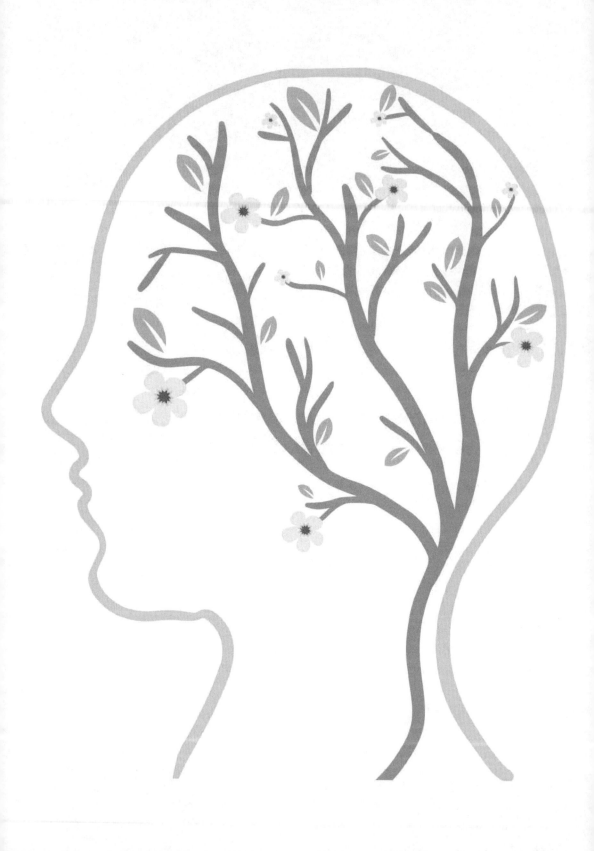

1
Un viaje a través de tu cuerpo

En este capítulo te conduciré por un recorrido de percepción y observación a través de tu fisiología y tu sistema nervioso. Este capítulo constituye un vínculo entre la teoría y la práctica con respecto al estado y la regulación del sistema nervioso, el tuyo y el de quienes te rodean. Es importante que, además de explorar tu propio físico, aprendas a observar a tus semejantes de forma imparcial. En este capítulo aprenderás a reconocer e identificar pistas y señales que te mostrarán en qué punto de la curva de excitación del sistema nervioso te encuentras tú o los que te rodean. Hay síntomas inconfundibles para los tres estados principales. Primero están los que tienden a permanecer en la parte superior y sobreexcitada del espectro; luego están los que resuenan de forma saludable y, por lo tanto, están bien regulados, y finalmente los que tienden a permanecer en la parte inferior, paralizados. Quisiera pedirte que muestres plena comprensión por todo lo que observes y que no entres nunca a valorar o menospreciar lo que veas. Las indicaciones para reconocer estas señales nunca deberían convertirse en caldo de cultivo para la estigmatización de los demás.

En la primera parte ya has aprendido muchas cosas acerca de la teoría polivagal, los traumas y sus consecuencias. No obstante, el conocimiento especializado por sí solo no basta para lograr cambios significativos. Por tanto, ahora se trata de que observes tu propio cuerpo y prestes atención a las reacciones físicas ante determinados estímulos, y cómo estos mecanismos influyen significativamente en el comportamiento de todos nosotros. Tal y como también aprendiste en la primera parte, un sistema nervioso contagia sus vibraciones a otro. Una persona alterada puede contagiar a la de al lado con esta carga, al igual que una persona muy tranquila y bien regulada puede calmar a una persona sobreexcitada. Aprenderás a reconocer e interpretar correctamente las señales biológicas. Tendrás experiencias reveladoras y comprenderás por qué algunos de tus propios comportamientos se repiten estereotipadamente en ciertas situaciones.

Para poder usar los ejercicios de la tercera parte de este libro de manera efectiva, es esencial que sepas identificar las señales del cuerpo, las cuales suelen ser extremadamente claras, pero también sutiles. ¿Por qué de repente te lloran los ojos, aunque no estés para nada triste? ¿O por qué tienes que ir al baño o tienes los dedos helados cuando te emocionas? Nuestro comportamiento siempre se basa en la decisión subconsciente de nuestro tronco encefálico. ¿Hay algún peligro al acecho o puedo sentirme seguro y relajarme, regenerarme y desarrollarme libre y poderosamente? Dependiendo de lo que decida nuestro cerebro, se inicia un ciclo de programa automatizado. Como ya has visto, se puede elegir entre el programa de emergencia simpático de lucha o huida, el del vago dorsal de parálisis o sumisión, o bien actuar de forma relajada conforme al vago ventral. Lo bueno de esto es que, si bien es un programa automático, tenemos formas de percibirlo y tener cierto control sobre él. Con los ejercicios de este libro, no privarás a tu cerebro y a tu cuerpo de la capacidad de reaccionar de cierta manera, pero aprenderás a reconocer cada vez mejor las reacciones excesivas y a reflexionar sobre ti mismo durante estas reacciones. Puedes basar tu programa de ejercicios en esto y ayudar a tu cuerpo y a tu sistema nervioso a su regeneración.

Y ahora, seamos sinceros: antes de leer este libro, ¿cuántas veces te habías planteado si estabas en modo de lucha y huida, actuando normalmente o permaneciendo en estado de parálisis o sumisión? Puede que estés pensando, «¿Y por qué iba a hacer eso? Mi cuerpo funciona perfectamente». En efecto, lo hace, pero a menudo recurrir a los patrones de supervivencia resulta agotador. Ser capaz de distinguir con seguridad entre los diferentes estados de tu propio cuerpo te ayudará a comprenderte mucho mejor a ti mismo y a dosificar mejor tu sistema nervioso. Además, cuando observes las reacciones físicas de los demás, también podrás entender mejor su comportamiento. Estoy totalmente convencida de que conocer la teoría polivagal puede llevar a una convivencia en sociedad más agradable. Te resultará más fácil no tomarte las cosas como algo personal en tu día a día y, al equilibrar las diferentes partes del sistema nervioso, con el tiempo ganarás más vitalidad. Un sistema nervioso permanentemente sobreexcitado consume más recursos que uno que funciona de forma regulada. Esto supone que cualquier persona que haya estado en modo de lucha o huida con mucha frecuencia o incluso constantemente durante años, tarde o temprano terminará en una situación de agotamiento con una variedad de síntomas físicos y psicológicos.

Para poder traspasar el umbral del funcionamiento autónomo a la acción consciente y reflejada hace falta valor para ser capaz de analizarse a uno mismo de forma imparcial. Lo siento, no puedo suavizarlo, si realmente queremos cambiar algo sobre nosotros mismos y, por lo tanto, sobre nuestra situación, tenemos que afrontar los hechos y tratar de reconocer y comprender nuestras estrategias autónomas. Reconocer los propios programas de supervivencia y ver cómo estos se inician resulta extremadamente útil, pero, como es lógico, no siempre resulta agradable. El proceso de cambio a menudo resulta desagradable, esa es la naturaleza de las cosas. Aun así, no dejes que la resistencia inicial te desanime. Todos tus sentimientos son parte inseparable de tu vida y lo que te define como persona. Estoy segura de que después de leer este libro y completar los ejercicios, apreciarás la utilidad de este modelo.

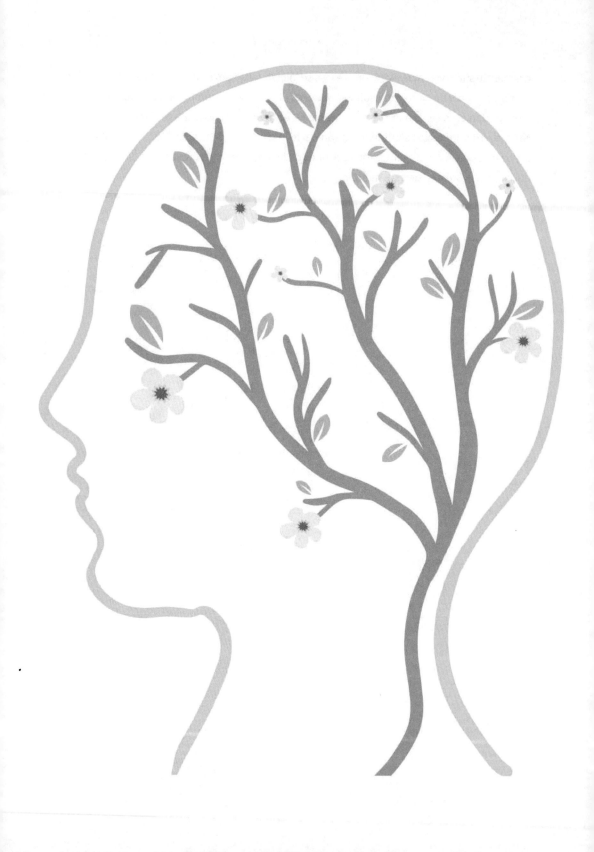

2
El observador interior y cómo crearlo

El observador interior es la capacidad de percibirte a ti mismo en cada momento de tu vida con honestidad y sin juzgar. Cuando lo escuchas todos los días se convierte en una herramienta particularmente valiosa. En principio, es una autoridad neutra que te percibe y observa a vista de pájaro o desde cierta distancia. El observador interior describe sin interpretación alguna cómo te ve o percibe a ti o a tu comportamiento en un momento dado. Siempre está tranquilo y con una buena disposición, y no se deja intimidar por la naturaleza, la dimensión o el poder de las cosas que percibe. Amablemente, como un viejo sabio, absorbe aquello que te hace especial en ese momento: ira, vergüenza, problemas, emoción, deseo, tensión, zumbido en los oídos, agitación, relajación, hormigueo... todo sentimiento, estado físico, pensamiento e impulso de actuar recibe atención por parte del observador independiente, y se permite que todo sea como es. Cuando está activado, es decir, cuando te concentras en la introspección, se alternan continuamente dos fases: la percepción de ti mismo y la descripción de lo que percibes.

Conforme vayas adquiriendo práctica, trata de incluir todos tus sentidos. En el contexto del trauma, sobre todo, puede suceder que ciertos sentimientos se manifiesten de forma exagerada. Asimismo, ciertas áreas de tu percepción pueden atenuarse o apagarse. Ocúpate de todo lo que está ahí en ese momento y libérate de cualquier pensamiento en el sentido de «debería poder sentir algo». No tienes que hacerlo, porque el observador interior consiste en percibir aquello que está allí en ese instante a través del oído, el olfato, la vista, el gusto y el tacto.

Concéntrate en los aspectos y procesos internos de tu organismo. Escucha a tu cuerpo, siente los latidos de tu corazón y el torrente sanguíneo en tus oídos, percibe tu respiración y el olor de tu propio cuerpo. En una situación de gran estrés, tu propio sudor huele diferente a cuando caminas por la naturaleza. Cuando miramos, reaccionamos más a las imágenes internas o señales físicas que nos afectan que al exterior. Explora tus propios sentimientos y sensaciones corporales. Por ejemplo, observa en qué parte del cuerpo sientes hormigueo, espasmos, tensión o algo completamente diferente.

Cómo activar al observador interior

Céntrate ahora mismo en la situación presente y, si es posible, en tu cuerpo. ¿Qué sientes? ¿Qué sensaciones físicas puedes percibir? ¿Cómo sostienes el libro? ¿Tienes los dedos relajados o acalambrados? ¿Qué piensas? ¿Qué cualidades emocionales puedes percibir? ¿Qué emociones se muestran? ¿Puedes sentir tu respiración? ¿Cómo es? ¿Rápida, lenta, superficial o profunda? ¿Cómo sientes tu mandíbula inferior? ¿Está relajada o tensa? ¿Qué más puedes percibir? Cíñete a la pura descripción de los hechos. Tan pronto como sientas que estás empezando a interpretar, reconócelo y retoma el verdadero ejercicio. Permanece en esa conciencia durante aproximadamente un minuto.

Activa conscientemente a tu observador interior mediante estos pequeños ejercicios de percepción tantas veces como quieras, pero hazlo al menos una vez al día. Con el tiempo irás cayendo automáticamente en la introspección una y otra vez. Este ejercicio se puede hacer de pie, caminando, sentado o acostado, y en cualquier lugar. A partir de ahora, tu vida cotidiana se convertirá en un campo de entrenamiento, porque cada momento es emocionante e interesante.

Enuncia todo aquello que percibes en primera persona. Me gustaría ilustrar esto con algunos ejemplos. Si estás de vacaciones acostado en una gran hamaca, oliendo el maravilloso aroma de las flores y escuchando el sonido del mar a tu alrededor, entonces, el observador interior probablemente te hablará de un estado bastante tranquilo y relajado. La frase que podrías formular para ti mismo podría ser algo como: «Estoy en paz y relajado, puedo oír a mis tripas gorgotear y cómo mi respiración se hace más profunda». Si estás sentado durante una conferencia y de repente notas que tus ojos y tus pensamientos se alejan del orador, entonces, el observador interior te hace decir: «Ahora mi mirada se desvía hacia el exterior y mis pensamientos se alejan». Cuando activas a tu observador interior, es casi como si le estuvieras dando a otra persona una descripción puramente fáctica de tu experiencia interna y tu comportamiento. «Ahora siento un hormigueo en el pie derecho. Estoy respirando profundamente en este momento. Ahora siento algo de vergüenza. Ahora siento un dolor en el cuello», y así sucesivamente. ¿Quieres probarlo ahora mismo?

3
Para qué necesitamos al observador interior

Cuanto mejor logremos desarrollar un observador independiente dentro de nosotros, mayores serán las probabilidades de que podamos tomar medidas a tiempo. El objetivo de este apartado es que puedas orientarte con seguridad dentro de los tres estados físicos descritos anteriormente: lucha o huida, parálisis y conexión sana. Solo en un estado seguro tu cuerpo puede trabajar adecuadamente, regenerarse, establecer y formar contactos saludables y permanecer sano y vital para realizar el trabajo necesario o aprender cosas nuevas.

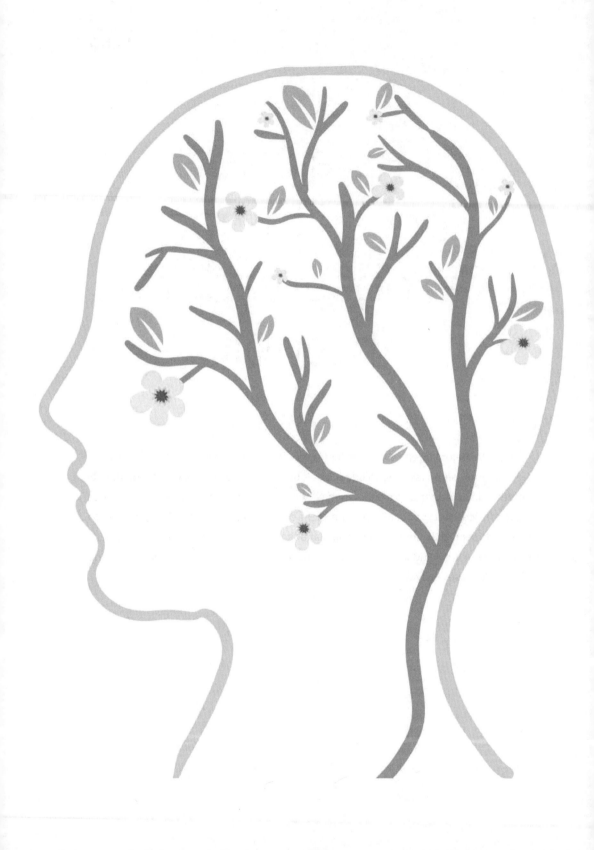

4
Los síntomas de los estados autónomos

Ahora que has aprendido a activar a tu observador interior, merece la pena echar un vistazo a los síntomas, las sensaciones corporales, los estados corporales, así como los sentimientos. Para conseguir regular tu cuerpo, debes ser capaz de percibir e interpretar estos signos en ti mismo. Algunas señales son muy claras. Sé por mi trabajo, por ejemplo, que muchas personas son conscientes de que un exceso de estrés a menudo puede provocar malestar estomacal. Muchas personas también están familiarizadas con el famoso estreñimiento vacacional. Aun así, ¿qué significan estos síntomas? ¿Cuál es el sentido funcional y el propósito detrás de cada uno de ellos? ¿Qué otros comportamientos específicos se utilizan para identificar esta adaptación? Este libro trata principalmente de orientarse polivagalmente, es decir, de identificar en cuál de los tres estados adaptativos descritos por Stephen W. Porges estamos. Pero eso no es todo, ya que el segundo paso también es de gran ayuda: reconocer e interpretar las señales inconfundibles en los demás. Cuando dos o más personas son capaces de beneficiarse de una conexión sana, lo más probable es que el resultado sea una conversación o relación fructífera.

Déjate guiar por el vago ventral: una conexión sana

Una persona dominada por el vago ventral está llena de amor, felicidad, creatividad y equilibrio. No hay distancia demasiado lejana para ella, no hay duda demasiado grande. El vago ventral sonríe amablemente desde el centro de su corazón. Ama a los demás y, sobre todo, ama la vida. Sabe escuchar y participa en las conversaciones con un tono amable, incluso en sus gestos faciales. Acepta a todo el mundo tal y como es. No juzga, pero cuida la comunicación, así como de la comunidad. Cuando se está en compañía de alguien bien regulado por el vago ventral, uno se siente cómodo y aceptado. El cuerpo te indica esta posición del sistema nervioso de la siguiente manera:

- **Cabeza:** la cara mostrará una piel sana, con un tono normal o rosado. Los rasgos faciales son básicamente suaves, amables, armoniosos, un rostro que resulta agradable de ver. También descubrirás un rostro que te inspira confianza y te hace sentir seguro. Los ojos son de tamaño normal y miran a los demás. Con movimientos tranquilos, observan a su alrededor de manera desinhibida y resuelta, pero dejando espacio suficiente para no agobiar a los demás. La cara sonríe, ríe o al menos parece tranquila y amistosa. La respiración es tranquila y relajada, de modo que apenas es audible o visible. El oído funciona muy bien, los sonidos se pueden filtrar y los ruidos de fondo no suponen un problema.
- **Brazos:** como todo el cuerpo, los brazos parecen bastante relajados y discretos. La persona dominada por el vago ventral realiza sus tareas con movimientos elegantes y bien pensados, de los que a uno le gusta observar. Los brazos normalmente tienen buena circulación sanguínea y los músculos son fuertes. La paz interior también permite que las manos estén relajadas y que los trabajos más delicados se realicen con precisión. La caligrafía es hermosa, casi impecable, reflejo de un estado general de tranquilidad.
- **Tronco:** el tronco se muestra estable y erguido. Se mueve con facilidad en todas direcciones y, por lo tanto, pasa desapercibido. Está nivelado con la pelvis y la cabeza. Los hombros están relajados y bien abiertos, el pecho también extendido. La respiración fluye sin esfuerzo hacia las tres regiones principales del abdomen, los costados y el pecho. Los órganos internos funcionan correctamente. Esto se puede ver con más claridad en el buen funcionamiento de la digestión en general.
- **Piernas:** al igual que los brazos, las piernas en este estado gozan de buena circulación, lo que significa que tienen un buen flujo de sangre para funcionar con normalidad. Las piernas se recuperan muy bien después de realizar actividades deportivas. Los pies, por lo general, están lo suficientemente calientes y tienen un color rosado; las uñas y los lechos ungueales están intactos. Cualquier herida sana bien y con rapidez. Además, las piernas ofrecen una buena estabilidad gracias a una excelente sensibilidad táctil. Hay un cómodo contacto con el suelo. En posiciones inmóviles, como de pie o sentado, los pies y, por lo tanto, las piernas se sitúan relajadamente sobre las plantas.
- **Experiencia emocional y comportamiento:** siempre que se actúa se hace con previsión. La experiencia emocional en este estado es, sobre todo, positiva y

relajada hacia uno mismo y hacia los demás. La compasión por uno mismo y por los demás parece ser innata en este patrón. Este estado autónomo se relaciona con otros sistemas nerviosos con confianza, curiosidad y buena disposición. Las relaciones con otras personas, como compañeros de trabajo, vecinos, miembros de la familia o la pareja sentimental se establecen de manera voluntaria e imparcial. Se muestra al mundo una curiosidad sana, no compulsiva ni impulsada por la ambición.

- **Comunicación:** las conversaciones son siempre agradables y funcionan como una especie de elixir de vida para el nervio vago ventral. Activan el sistema de conexión social y, por lo tanto, pueden servir como una estrategia para pasar de un estado de mayor excitación a la normalidad. La comunicación se caracteriza generalmente por mucha sinceridad, cariño y confianza. Hacer preguntas con paciencia y confirmar o reconocer lo que se ha dicho favorece una conversación en la que nadie está por encima de nadie.

Con el simpático activado: todo un «aprendiz de todo»

Cuando el sistema nervioso simpático domina nuestro cuerpo, básicamente significa que estamos en un estado de mayor actividad y, por lo tanto, estamos en un estado de tensión. Realmente, da lo mismo que estemos sentados en silencio, corriendo por un centro comercial, durmiendo o moviéndonos, porque lo que importa aquí es el estado del sistema nervioso. Así pues, puede suceder que alguien esté sentado en silencio y, sin embargo, esté extremadamente tenso. ¿Cómo podríamos identificar esto?

- **Cabeza:** en una situación dominada por el sistema nervioso simpático, y esto también puede ser estrés percibido positivamente, la cara tiene un tono más bien rojo o rojo brillante; los ojos suelen estar muy abiertos o apretados. Las pupilas están dilatadas, parecen nítidas y tienen la mirada enfocada, fija o van de un lado a otro con nerviosismo. A veces también se puede observar un parpadeo excesivo. La inquietud en los ojos parece trasladarse directamente a la otra persona durante una conversación. La frente suele estar levantada y el ceño fruncido. Los dientes a menudo se aprietan y, a veces, esta actividad muscular se puede apreciar en movimientos rítmicos en la parte exterior de la mejilla. La respiración es acelerada y forzada, y resulta claramente audible. No siempre, pero a menudo, se puede observar cómo las personas dominadas por el sistema nervioso simpático respiran por la boca. A veces puede dar la impresión de que la persona en cuestión está a punto de explotar. A menudo, aquellos dominados por el sistema nervioso simpático muestran el estado de esfuerzo en el que se encuentran. En ocasiones tienen ojos secos y enrojecidos, y les cuesta enfocar, sobre todo por la noche. Hablan de forma rápida y apresurada, en un tono agudo. La voz está ronca o parece comprimida. Muchas veces se comen la terminación de las palabras. El simpático hace que con frecuencia no dejemos que los demás terminen de hablar y les interrumpamos constantemente. La boca suele estar seca y se agradece un vaso de agua. El sentido del oído se adapta a la detección de las señales acústicas de advertencia, también es posible una hipersensibilidad al ruido. Los ruidos de fondo, como los de un centro comercial o un bar, resultan desagradables. Esto, a menudo, se asocia con zumbidos en los oídos. Los trastornos del sueño y los problemas de concentración también son muy frecuentes. A menudo se habla de una mayor sensibilidad a los olores, náuseas matutinas o sensación de malestar. También es habitual presentar tensión en la mandíbula debido al rechinar de dientes durante la noche (bruxismo), algo que puede enmascararse como tensión en el cuello o incluso dolor de cabeza y cuello.

- **Brazos:** preparándose para la lucha, ambos brazos se flexionan voluntariamente y, a menudo, se cierran los puños, a veces con tanta fuerza que los nudillos se ponen blancos. Este estado también se puede observar en un solo lado del cuerpo. Por ejemplo, al caminar entre una multitud, uno de los brazos se pliega de forma protectora frente al pecho. Gesticulan de forma exagerada, sobre todo al hablar, a veces haciendo que la otra persona se mantenga a una distancia segura. Los movimientos frenéticos y erráticos al manipular objetos tampoco son infrecuentes, y es habitual que a las personas afectadas se les caiga el bolígrafo o la botella. La piel alrededor de las yemas de los dedos suele estar seca y agrietada. Las manos pueden temblar debido a la tensión interna. Los dedos tamborilean inquietos sobre alguna superficie, hacen tintinear nerviosamente monedas o llaves o tiran constantemente de la ropa. Las axilas, empapadas de sudor, mojan la ropa. El olor acre a sudor indica un aumento del estrés, ya que el sudor fresco, por el contrario, es casi inodoro. Las manos y los dedos suelen estar fríos o sudorosos. A veces, el pelo se cae en algunas zonas del brazo, mientras que está presente en otras.

- **Torso:** el torso a menudo parece levantado o generalmente rígido. El cuello puede presentar dolor o tensión constante porque la cabeza tiende a inclinarse hacia adelante. Debido a la respiración más bien superficial, las costillas están bastante rígidas cuando se mueven al respirar. En ocasiones, las costillas inferiores sobresalen visiblemente hacia afuera, otras veces se meten considerablemente hacia adentro. Esto con frecuencia está relacionado también con la situación de los músculos abdominales y los intestinos. Si esta situación persiste, la espalda tiende a arquearse y los hombros se encorvan. El tórax parece estrecho y los afectados se quejan de problemas respiratorios o escozor en el pecho o en la columna torácica. Aunque el internista muchas veces no puede detectar ningún problema orgánico, las personas afectadas suelen presentar taquicardia y palpitaciones. La presión arterial alta también aparece a menudo, al tiempo que se banaliza el hecho de tener que tomar medicamentos para tratarla. La respiración abdominal a menudo es difícil, algo de lo que muchas personas no son conscientes. Practicar una forma de respirar supuestamente más saludable a menudo conduce a un esfuerzo excesivo en el cuello. Los calambres en las vísceras abdominales y el dolor o la distensión abdominal son muy frecuentes; a veces se perciben como una sensación de pinchazo bajo la caja torácica. Con frecuencia hay diarrea, estreñimiento o ambos alternativamente, sobre todo si el trastorno regulador está avanzado y se alterna con periodos de letargo. La pérdida de la libido y los problemas de erección también son signos de simpaticotonía.

- **Piernas:** cuando una persona está muy excitada por el sistema nervioso simpático, a menudo, se observa el movimiento nervioso de una pierna arriba y abajo, como si la persona quisiera huir. Un poco menos notorio, pero también parte de este estado, son los pies apretados hacia atrás debajo de la silla. Los pies a menudo están fríos, algunas zonas de las piernas están terriblemente tensas, sobre todo los músculos del gemelo. Cuando se está de pie, el peso se desplaza hacia la zona delantera de los pies, como si nos preparásemos para dar un salto. Los dedos de los pies a menudo están apretados y, en casos extremos, incluso los zapatos se deforman hacia arriba o hacia los lados. Al caminar, este patrón se manifiesta por una presencia rígida, audible, a veces con un sonido pesado, debido a que los músculos de los pies y las piernas encogidos impiden un movimiento suave. La falta de una función amortiguadora adecuada, debido a los calambres, a menudo se compensa con la formación excesiva de callos en la planta del pie.

- **Experiencia emocional:** las personas que están dominadas por el modo autónomo del simpático suelen expresar sentimientos intensos como ira y rabia. Además, el miedo, el pánico, el odio y la inseguridad también son bastante habituales.

- **Características generales:** la persona dirigida por el sistema nervioso simpático a menudo atrae la atención de los demás mediante gestos exagerados, manifiesta nerviosismo y un comportamiento irritado. Combate en todos los frentes y culpa a los demás, a los incompetentes que, una vez más, no aciertan. Sin embargo, esta elevada energía no solo se muestra en la lucha con los demás, sino que también se manifiesta en un alto nivel general de compromiso y en la necesidad de perfeccionismo. Cualquier reconocimiento por parte de la comunidad es bienvenido. Cuesta decir que no. Los comentarios despectivos o los juicios sobre los demás también son habituales. Hay un alto nivel de rendimiento, mucha perseverancia y un optimismo decidido, pero también una necesidad de control hasta el punto de llegar al exceso, dado que el mundo se percibe como un lugar inseguro o incluso peligroso. Resulta difícil confiar en los demás y, a menudo, esta confianza solo se construye por una cuestión de fuerza mayor. A las personas con este patrón de comportamiento les gusta echar una mano, ayudar más allá de sus propias fuerzas y tienden a padecer el síndrome del ayudante. Se las denomina «aprendiz de todo» y muchas veces son admiradas por ello. Algunas salen a correr, entrenan para el maratón o caminan largas distancias. Esto contrasta con la actitud básica de quien no se permite estar enfermo, porque la enfermedad significa debilidad y algo así como una batalla perdida; al fin y al cabo, alguien podría necesitarnos. Se establece un sentimiento de indispensabilidad, y cada baja por enfermedad se vive como si fuera el fin del mundo. Por eso estas personas evitan estar inactivas siempre que sea posible. En general, hay mucha tensión en el músculo y el tejido conectivo; el dolor en las articulaciones es habitual. Muchas personas dominadas por el sistema nervioso simpático se quejan de problemas para conciliar el sueño y se despiertan con frecuencia durante la noche.

- **Comunicación:** a estas personas les gusta hablar mucho y en voz alta. El silencio durante la conversación puede generar inseguridad. Una y otra vez la mirada se evade a un lado o se mira al interlocutor fijamente. Los ojos observan constantemente el entorno, como si el tigre dientes de sable estuviera al acecho en alguna parte; es decir, la vida está en constante peligro. La conversación se desarrolla de forma bastante caótica, lo cual dificulta seguir el hilo conductor o aclarar el asunto de manera objetiva y pragmática. En un estado de máxima excitación, la conversación puede terminarse de forma abrupta, la persona literalmente se da a la fuga, cuelga de golpe el auricular del teléfono o sale corriendo de la habitación. A menudo se dicen estereotipos como: «más vale prevenir que curar», «nunca se sabe», «dar es mejor que recibir», «cuando las cosas se ponen feas...» o «mantén los ojos bien abiertos». Este tipo de frases indican una predisposición a que en cualquier momento pueda suceder algo imprevisto. La conversación está plagada de sarcasmo, contradicciones y beligerancia y, por lo tanto, son habituales los ataques verbales.

Solo hay que observar, no interpretar

De nuevo, ten cuidado con hacer aquí una interpretación demasiado rápida y, por lo tanto, de caer en la estigmatización. La aplicación de los modelos a los patrones de conducta de cada persona consiste en la descripción sencilla y libre de juicios de valor de los hechos, con el objetivo de regularnos a nosotros mismos para mejorar nuestra salud, además de contribuir a mejorar la sociedad en su conjunto. Bajo ninguna circunstancia ni tú ni los demás debéis ser juzgados ni menospreciados. Esta forma de actuar se correspondería más con una estrategia de supervivencia autónoma.

Parálisis del vago dorsal: paralizado de terror

El vago dorsal controla el programa de emergencia total para el organismo y, con sus patrones de comportamiento de retraimiento, separación y parálisis, resulta saludable, siempre y cuando esta reacción ante un peligro agudo sea excepcionalmente adecuada. Cuando ni la negociación calmada dentro del sistema de conexión social, ni la huida ni la defensa funcionan ni prometen el éxito, solo queda una cosa: el reflejo de hacerse el muerto (tanatosis). Todas las funciones corporales de las que se puede prescindir temporalmente se reducen al mínimo, y las amenazas y circunstancias clasificadas como potencialmente mortales se ocultan, evitan o rechazan. El efecto crónico, es decir, patológico, de este patrón de respuesta puede ser sutil o generalizado. Las personas que habitualmente están controladas por el nervio vago dorsal difícilmente pueden salir de su casa o del centro donde están hospitalizados. No obstante, este estado, también conocido como parálisis por *shock*, también puede manifestarse solo en aspectos individuales. Medidas como el coma inducido o la anestesia pueden considerarse como variantes del vago dorsal inducido desde el exterior.

- **Cabeza:** la piel de la cara a menudo, aunque no siempre, tiene un color cetrino o pálido, y parece opaca o incluso cerosa. Apenas hay contacto visual o este es muy fugaz. Con frecuencia, los ojos miran a lo lejos o al vacío, o la mirada se pierde en el suelo. Las expresiones faciales están casi congeladas, las risas y las sonrisas, si es que se pueden observar, parecen mecánicas. Esto se puede apreciar en lo poco que se mueven los músculos faciales. Básicamente, una persona afectada hablará muy poco y, si lo hace, será con la voz muy baja y temblorosa. También puede aparecer una sonrisa avergonzada. Las propias necesidades, si es que se perciben, pueden provocar una gran sensación de vergüenza. En ocasiones, falla hasta la voz, o la persona afectada tiene la sensación de que su propia voz es la de otra persona. Los oídos están embotados, la cara entumecida, a veces solo en un lado. También el gusto está alterado, así como la visión. En ocasiones, el campo de visión se restringe o se estrecha; esto se conoce como visión de túnel. Las lagunas de memoria, que pueden durar más o menos, tienen un efecto terrible. Esto supone que la última sesión de terapia, así como una reunión o incluso fases enteras de la vida, pueden escapar a la conciencia.

- **Brazos.** los brazos cuelgan como ajenos al torso y pueden estar rígidos o entumecidos sin causa médica aparente. La caligrafía puede verse alterada por completo, como si fuera la letra de otra persona.

- **Torso:** el torso, en la mayoría de los casos, está rígido, constreñido, inmóvil y se encorva bastante para protegerse y, por lo general, parece hundido. La respiración es muy superficial, por lo que la fatiga aparece con bastante rapidez, sobre todo en momentos de mayor amenaza, cuando puedes contener la respiración casi por completo; al fin y al cabo, no quieres que el enemigo te descubra. Asimismo, en momentos de gran vergüenza, puede surgir el impulso de hacerse invisible y, como consecuencia física, se deja de respirar momentáneamente. Se reduce el rendimiento en general. La falta de confianza y la sensación de escasa o nula seguridad hacen que la esfera de influencia de la persona sea cada vez más pequeña. También puede haber pérdida de apetito y la digestión puede ralentizarse. En general, el cuerpo está entumecido, y a veces cuesta hasta sentirlo. Como resultado, los afectados no son capaces de distinguir si tienen frío o calor, o si se encuentran bien. El cuerpo, a menudo, está completamente disociado, o incluso físicamente adormecido. Es posible que no se sienta el tacto en la piel. Los afectados no siempre son conscientes de este estado de entumecimiento, sobre todo si este estado lleva prolongándose desde la infancia, ya que no han conocido otra cosa. Este fenómeno puede manifestarse, entre otras cosas, en el rechazo a tratamientos relacionados con el cuerpo, como masajes y ejercicios físicos, meditación, o visitas generales al médico.

- **Piernas:** como en el resto del cuerpo, aquí también son posibles las alteraciones sensoriales, es decir, la sensación de entumecimiento. No obstante, esta no es la única razón por la que pueden aparecer problemas al caminar o de coordinación. Este patrón se caracteriza por un mal equilibrio, una forma de andar desgarbada o arrastrando los pies y un bajo rendimiento físico.

- **Experiencia emocional y comportamiento:** cuando el patrón de respuesta vago dorsal domina el organismo de manera generalizada, esto se manifiesta mediante una falta de impulso y una debilidad general, así como sensación de inseguridad hacia uno mismo y hacia los demás.

- Comunicación: las personas dominadas por el vago dorsal parecen tímidas por fuera. Cuando se sienten amenazadas, este comportamiento puede cambiar de un día para otro y hacer que el adulto o el niño actúen de forma diferente, en apariencia muy bien educados o adaptados, pero en realidad francamente sumisos. El deseo de esconderse por vergüenza se hace visible en los gestos. Las manos pueden cubrir algunas partes de la cara al hablar, o el cuerpo puede adoptar una postura agachada y encorvada. En términos terapéuticos, se habla de una dinámica de la vergüenza que se extiende a la ruptura del contacto en la vida privada. También, ante el ofrecimiento de asesoramiento y tratamiento, la vergüenza, en cualesquiera de sus formas, puede llevar a que los afectados simplemente dejen de asistir a las sesiones de terapia, incluso sin dar una razón, o que las cancelen con malas excusas.

Disociación

La disociación es una función del sistema nervioso para separar u omitir de la percepción ciertos recuerdos, sucesos o temas. Si bien este síntoma es poderoso, y con frecuencia dura bastante, por lo que puede resultar estresante, también sirve para sobrevivir, ya que esta disociación muchas veces se debe a la gravedad de un suceso concreto. Un ejemplo común es el clásico lapso de memoria después de un accidente de tráfico. Esto puede durar segundos, pero también horas, días y, a veces, incluso años.

La disociación no siempre resulta evidente para los afectados, sobre todo cuando este estado lleva presente desde la infancia y, por lo tanto, se percibe como algo normal. La disociación se manifiesta, entre otras cosas, a través de:

- Déficits en la autopercepción y la percepción externa.
- Entumecimiento o parálisis.
- Convulsiones.
- Sensación de algodón en la cabeza, como estar detrás de una cortina.
- Reducción del movimiento hasta llegar a la rigidez.
- Problemas de coordinación, como inestabilidad al caminar.
- Problemas de visión, audición, olfato y gusto.
- Trastornos del habla.
- Problemas de concentración.
- Sensación de alienación con el propio cuerpo o ciertas partes del cuerpo.
- Falta de conciencia del propio cuerpo.

La disociación es un trastorno funcional que puede tratarse con éxito mediante la terapia adecuada. Si estás afectado o crees estarlo, habla con tu médico, naturópata, terapeuta o incluso con tu profesor de yoga.

Este estado a menudo se caracteriza por una gran desesperanza. Las personas se sienten como si estuvieran detrás de una pared o bien de pie junto a ellas mismas. Hay una falta de conexión con la propia presencia y con la vida, así como los demás. A las personas con este trastorno las tareas cotidianas pueden suponerles un auténtico desafío. Hacer la compra en el supermercado, viajar en transporte público o en el coche particular, ir a una fiesta de cumpleaños, incluso con las personas de mayor confianza, a veces resulta imposible. Todo parece peligroso y difícil de manejar, de modo que la retirada a tiempo sigue siendo la única opción viable. Sin embargo, no hay que olvidar que el cuerpo hace el trabajo más duro incluso en este estado, porque es eso precisamente lo que asegura la supervivencia. No es raro que otras personas refuercen este estado involuntariamente, ya que casi nadie puede imaginar lo que está pasando por la cabeza de la persona afectada. Frases como «deberías ir recuperándote poco a poco», «ya es hora de empezar de nuevo», «tranquilízate», o «no trates de ser siempre el centro de atención» no hacen más que socavar la confianza de estas personas en sí mismas y refuerza el patrón, haciendo que sea cada vez más difícil salir de él. Esto sucede especialmente cuando estos comentarios irreflexivos provienen de familiares cercanos o personas de confianza.

Orientación hacia el aquí y el ahora

¡Qué cantidad de cosas! Ahora ya sabes qué es el observador interior, cómo activarlo y cómo se manifiestan los tres estados autónomos en la vida cotidiana. Antes de pasar a la siguiente sección, tómate un momento y haz una pausa. Deja que tus ojos vaguen por la habitación donde te encuentras, respira unas cuantas veces de forma consciente y siente en tu interior. ¿Qué percibes? ¿A dónde más quieres ir? ¿Qué ruidos escuchas? ¿A qué huele?

Además de la orientación hacia tu propio cuerpo, siempre resulta de ayuda orientarse externamente, es decir, hacia el aquí y el ahora, y liberarse así internamente, porque el trauma tiende a limitar nuestros pensamientos.

5

Programa de ejercicios de 7 días para el observador interior

A continuación, voy a presentarte un programa semanal para que practiques la autoobservación, y que puedes realizar una o tantas veces como quieras.

Para que resulte más sencillo y coherente he decidido empezar el lunes, pero naturalmente puedes empezar la serie el día que prefieras.

> **Día 1**
> *Lunes*

En este primer día se trata de afrontar y dedicarse por completo a la observación. Directamente ligado a esto está la capacidad de aceptar todo aquello que se muestre o de, simplemente, sentir y darte cuenta de que no quieres aceptarlo. Es posible también que no aparezca nada al principio. No pasa nada. Al observar, aprovecha la oportunidad de iniciar cambios en tu vida de forma activa e independientemente de los demás. Tendemos a preocuparnos en exceso por la percepción real o posible de nuestro entorno, y muchas veces hacemos que nuestro bienestar dependa de terceros. ¿Hasta qué punto nos tomamos a nosotros mismos en serio y somos conscientes de nuestras posibilidades?

¿Hasta qué punto conoces tu cuerpo, tus pensamientos, tus sentimientos o tus estrategias de comportamiento? ¿Hay espacio siquiera para ello?

Durante este primer día, intenta hacerte una idea y activa el observador interior al menos diez veces. Ahora, puede que suene bastante mecánico, pero un cierto número de intentos te ayudarán a mejorar esta habilidad. Sucede lo mismo que al montar en bicicleta o nadar; es posible que recuerdes cómo empezaste. Había que practicar e intentarlo varias veces hasta conseguir algo de confianza. Lo mismo ocurre con la autoobservación. Olvídate de la idea de tener que hacerlo perfectamente la primera vez y embárcate en un viaje de descubrimiento. Concéntrate por completo en la conciencia libre de prejuicios durante unos segundos o, si es posible, unos minutos.

Comienza tu primera ronda de observación ahora. Trata de percibir el estado de tu cuerpo. ¿Está tenso o relajado? ¿Cómo lo notas exactamente? ¿Está frío o caliente? ¿Cuáles son los síntomas? ¿Qué sensaciones agradables o desagradables surgen? A continuación, trata de ser consciente de tus pensamientos y sentimientos. ¿Qué pensamiento está pasando ahora por tu cabeza? No te aferres al contenido del pensamiento, simplemente, sigue observando. ¿Qué sentimientos se muestran? Entretanto, no te quepa duda de que todo aquello que estás sintiendo es tu percepción sensorial, y está bien. Nadie puede confirmarte esto, pero tampoco nadie puede discutírtelo. Todo lo que percibes es correcto. Cuando te surjan dudas, reconócelas y actúa guiado por la curiosidad. Para poder comprobarlo, es posible que te ayude el hecho de escribir una nota cada vez que actives el observador. Esto, por ejemplo, lo puedes hacer con una aplicación de notas en el teléfono.

Para evitar distracciones, es mejor que lo hagas después de la fase de percepción. Anota el número de veces que has realizado el ejercicio. Al final del día, deberías haber completado diez. Si no es el caso, entonces, vuelve a activar al observador interior y percibe qué se siente cuando te das cuenta de que no te has tomado el tiempo suficiente a lo largo del día para hacer un seguimiento de ti mismo. Quizás después venga una amarga autocrítica o una avalancha de explicaciones o alguna otra cosa. No obstante, todo eso no son más que desviaciones que realmente no aportan nada al tema en este momento.

Trata consciente y firmemente de realizar una percepción libre de juicios de valor. En general, estás haciendo muchas cosas bien, y los ejercicios de este libro tratan fundamentalmente de ayudarte a desarrollar una mejor comprensión de ti mismo, de que tengas más oportunidades y, en definitiva, una mejor salud. En ningún caso se trata de buscar errores o de gestionar el incumplimiento de tareas. Si tienes dificultades para concentrarte en ti mismo, tómatelo como un síntoma. Cuando no estás contigo mismo, ¿dónde estás?

Día 2
Martes

El segundo día ya es algo distinto. Dedica este día a observar la actividad de tu vago ventral, el cual se encarga de establecer el estado del sistema nervioso de sano contacto y conexión social. En este estado autónomo, tu salud puede desarrollarse positivamente, por eso es el área más importante a reforzar. Piensa siempre en el tipo de persona amable y simpática que negocia con naturalidad, con una sonrisa genuina y con facilidad. Para desarrollar o practicar estas habilidades, primero debes saber cuál es tu propio estado. Como cada día, comienza con una observación totalmente libre de prejuicios. Empieza siempre con esta presunción: ahora mismo tu sistema nervioso está en un punto bastante bueno, y todo lo que sea mejorar enriquecerá tu vida significativamente.

El segundo día, cada vez que entres en contacto con otras personas, es decir, cada vez que veas o escuches a otros a tu alrededor, presta atención de forma consciente a cómo te está yendo con este contacto y, especialmente, a cómo funciona tu sistema vago ventral. Al mirar a tu alrededor, ¿puedes ver a los que te rodean en paz y con una sensación de seguridad y confianza al tiempo que te mantienes en buen contacto contigo mismo y con tu cuerpo? ¿O sientes un impulso de huir y te gustaría cambiarte de acera, por ejemplo? ¿Tu cuerpo se queda petrificado y te sientes rígido cuando alguien te habla? Identifica cada momento en el que te sea posible mantener la calma y la sensatez de una manera muy natural. Trata de ser sincero, así como de reconocer la diferencia entre la verdadera tranquilidad y la tranquilidad externa compulsiva. Observa qué tal se te da establecer contacto visual y qué sientes al hacerlo. ¿Sientes relajación en tu cuerpo o percibes algo distinto?

El vago ventral funciona mejor cuando nos sentimos conectados y relajados durante o después de tener contacto con otras personas. Fíjate en las sonrisas que aparecen automáticamente cuando muestras tu vago ventral. Observa también si puedes contagiar a otros con tu sonrisa o de qué otro modo puedes hacerlo. Fíjate en cualquier momento en el que puedas cantar, tararear o silbar un poco; tu nervio vago ventral está activo incluso en ese momento. Observa cuando tus articulaciones temporomandibulares están completamente relajadas, por lo que inconscientemente separas la mandíbula inferior de la mandíbula superior y la lengua del paladar. Presta atención al tono y al ritmo en la forma de hablar cuando otros se dirigen a ti y siente lo que estas impresiones provocan en ti y en tu cuerpo. En este segundo día, independientemente del contenido de lo que se diga, presta especial atención a las voces suaves que te dan confianza y que te transmiten sensación de seguridad. Al mismo tiempo, siente y observa cómo te entregas en la comunicación.

Date cuenta de cuándo estás escuchando pacientemente y dejas que las cosas que los demás te cuentan estén ahí. Cada vez que sientas compasión o tengas la sensación de que comprendes a la otra persona significa que tu vago ventral está activo. Siente los bostezos, las lágrimas en los ojos o el moqueo de la nariz al comienzo de una clase de yoga o incluso durante un paseo; la actividad del vago también está detrás de todos estos procesos.

Este día puede ser el más exigente para ti. Si estás dominado principalmente por el sistema nervioso simpático altamente excitado, quizás al principio te cueste más encontrar aspectos típicos del vago ventral. Recuerda siempre el hecho de que los tres estados están preinstalados en el sistema nervioso de todos nosotros. Mantente curioso y, sobre todo, tómate unas semanas, tal vez unos meses, para conocer la sensibilidad y complejidad de tu sistema nervioso inconsciente.

Día 3
Miércoles

El tercer día gira en torno al comportamiento de lucha y huida, es decir, las estrategias del sistema nervioso simpático. Resultará emocionante y, seguramente, revelador, ya que siempre se activa cuando el nervio vago ventral está abrumado por la regulación. La curva de excitación interior se eleva. Por lo que he podido observar en mis pacientes, la mayoría de las personas actúan en este estado neurofisiológico con bastante frecuencia. Algunas se quedan atrapadas en él toda su vida y creen que las reacciones físicas provocadas por el sistema nervioso simpático son algo normal, porque no conocen otra cosa. Podría resultarte interesante que te explicase estas conexiones en términos generales, pero creo que te será mucho más útil que descubras estos aspectos, así como el funcionamiento de tu sistema nervioso por ti mismo.

Se trata de esos momentos de tu vida cotidiana en los que tu comportamiento se caracteriza por la lucha, la defensa o la huida. Puede ser que ya hayas sentido un primer impulso mientras lees esto. Es posible que sientas un poco de resistencia porque «luchar» es una palabra que no forma parte de tu lenguaje cotidiano. Ahí es donde se manifiesta el simpático, porque hasta la más mínima resistencia puede ser el comienzo de una pelea. Así pues, no se trata solo de una lucha real en el sentido de una pelea física. Estos comportamientos están claramente dominados por el sistema nervioso simpático y no requieren de mayor explicación. Más bien, se trata de reacciones muy sutiles, desde ahuyentar a un insecto hasta pensamientos defensivos. Ciertamente, hay algunas reacciones físicas en las que quizás no hayas pensado en relación con tus síntomas. Cuando nos sobresaltamos, a veces se nos pone la piel de gallina por todo el cuerpo. De este modo, involuntariamente levantamos nuestro (antiguo) pelaje para parecer más grandes ante el depredador atacante. Seguro que conoces la sensación de estar un poco emocionado por alguna nueva circunstancia y al cabo de un rato sentir humedad en las axilas. Esto es otra muestra del efecto del simpático, el cual también está detrás del hecho de que a las mujeres se les enrojezca el pecho durante una discusión acalorada. Por otro lado, cuando un bebé tiene los pies fríos y sudorosos, es raro que pensemos que el niño estaba peleando. Tampoco lo hace en el sentido literal, pero lo más probable es que haya algún desequilibrio en la interacción entre el simpático y el vago ventral. Quizás el organismo del bebé todavía se sienta un poco estresado por su adaptación a su nueva vida. También puede deberse a una obstrucción en los tejidos, a la falta de sueño o a muchas otras razones.

Ahora me gustaría invitarte a explorar un poco. Trata de retener cada pensamiento y también cada sensación corporal, por leve que sea, que te invada en este sentido. Te sorprenderás de lo activo que es tu sistema nervioso simpático. Las reacciones fisiológicas, ordenadas según la región del cuerpo, están descritas en detalle más arriba, en el apartado sobre el sistema nervioso simpático (véase página 105 en adelante).

Veamos ahora otro ejemplo. Presta atención a cuando aprietas la mandíbula. Muchas personas se despiertan todas las mañanas con los músculos de la mandíbula y el cuello tensos, algunas incluso con dolor de cabeza. Lo normal en estos casos es que se hayan pasado la noche rechinando los dientes o apretando la mandíbula. Este también es un patrón de comportamiento común, a menudo inconsciente, cuando estamos despiertos durante el día, que puede tener como propósito equilibrar las tensiones corporales internas o tratar inconscientemente los conflictos no resueltos. No es casualidad que la expresión «apretar los dientes» signifique que aunamos nuestras fuerzas para luchar contra una resistencia que también podemos experimentar como interior. En este contexto, presta también atención a las siguientes expresiones coloquiales:

- «No seas tan obstinado».
- «Tengo que abrirme paso a través de esto».
- «Hay que salir a morder».

Si escuchas a alguien hablar de este modo, ya tienes una idea del patrón neurofisiológico subyacente. Esto es más evidente en el mundo animal. Cuando aparece un competidor, se le muerde con ganas. No obstante, antes suele haber una advertencia en forma de gestos amenazantes como gruñidos, ladridos o gritos. Entre humanos no está bien visto ladrarle a alguien con el que no estamos de acuerdo. Habría bastante ruido en todas partes si todos hiciéramos algo así. En lugar de eso, la energía beligerante se acumula y almacena en su mayor parte en el cuerpo, quizás a diario, por ejemplo, cuando no estamos de acuerdo con un compañero de trabajo en la oficina. No tiene por qué ser sobre algo importante o grave. Tal vez tu compañero sigue abriendo la ventana cuando tú preferirías haberla cerrado; una pequeña lucha cotidiana. No importa cuánto te esfuerces o que digas que no pasa nada, tu sistema nervioso tiene una opinión clara de todos modos y reacciona de forma autónoma. Observa cómo tu cuerpo exterioriza este patrón, por ejemplo, apretando los puños, respirando superficialmente por la excitación o mediante algún tic nervioso.

Cuando practiques, intenta concentrarte todo lo posible en las reacciones físicas, ya que estas son inconfundibles, mientras que tanto el pensamiento como las palabras que decimos se pueden adaptar. Otro ejemplo: tal vez una compañera, al menos según tu percepción, tiene un perfume que huele extremadamente fuerte. Si tu subconsciente no puede clasificar este olor o lo asocia con algo desagradable, automáticamente surge el deseo de huir o defenderte. Sin embargo, debido a que somos, al menos en parte, una especie culturalmente adaptada, no puedes ir gritando «¡buff!» o «¡puaj!» por la oficina, y salir huyendo del lugar de trabajo tampoco es una opción. Es probable que esto genere tensión en tu cuerpo, y tu comportamiento de alguna manera mostrará que quieres distanciarte de la fuente del olor. Es posible que te toques la nariz constantemente para evitar que entre el olor. Así es como tu cuerpo se arma torpemente contra el ataque olfativo. La tensión permanece dentro de ti mientras dure el estímulo, y quizás con el tiempo se convierta en un dolor de cuello inexplicable e intratable. Si después de cierto tiempo, y pese a todas las medidas, no hay mejoría, el problema se vuelve «resistente a la terapia». La causa no se reconoce ni se identifica y, evidentemente, tampoco se elimina ni se trata.

Puede que ahora ya te hayas hecho una idea de lo sutiles y nada espectaculares que pueden ser los estímulos que, aun así, pueden acabar abrumándote, sobre todo cuando se juntan varios. Después de mucho tiempo acostumbradas a él, muchas personas perciben el dominio del sistema nervioso simpático como algo bastante normal y necesitan de cierto tiempo para identificar los factores de su vida cotidiana que hacen rebosar el vaso. Te animo a que seas muy, muy sincero contigo mismo el tercer día de esta semana de práctica. Es la única manera de cambiar las cosas. No lo hagas ni por mí ni por tu médico, solo por ti y tu salud.

A continuación, mencionaré brevemente algunas situaciones en las que muchas personas experimentan una sobreexcitación del sistema nervioso simpático y, por lo tanto, se ponen tensas. Para cada situación, trata de averiguar cómo reconocer que el patrón de comportamiento es el del sistema nervioso simpático. Algunos de los ejemplos de las listas serán aplicables a ti, y otros no. Podría servirte de ayuda; utilízalo como guía.

- Vas caminando por la calle y a tu lado pasa un camión: te sientes atacado, el ruido es demasiado próximo y fuerte, y te sientes inseguro. Tu cuerpo se tensa, te pegas contra la pared del edificio.

- Circulas en bicicleta y un vehículo no respeta la distancia de seguridad: infracción de límites y agresión. Aun cuando no suele pasar nada, tu seguridad está en riesgo. Agarras el manillar y le gritas al conductor. Levantas el brazo y lo amenazas.
- Estás conduciendo y un niño sale corriendo entre dos coches aparcados, de forma inesperada y demasiado rápida. Te asustas.
- Vas de excursión y de repente se desata una tormenta. Estás a merced de las fuerzas de la naturaleza, tu sistema nervioso detecta un peligro inminente para tu seguridad. Te asustas, corres y te recriminas por el hecho de haber salido de excursión.
- Tu jefe dice que trabajas demasiado lento: un ataque a tu autoestima y al orgullo.
- Un helicóptero dando vueltas durante horas sobre el barrio donde vives. Te irrita cada vez más, ya que asocias este ruido a accidentes, crímenes o desastres. Nuestro cerebro luego busca información. Corres a la ventana, buscas en Internet y las redes sociales o escuchas las noticias en la radio.
- Crees que el vehículo que va delante circula demasiado lento. Piensas que te están haciendo perder el tiempo: una vulneración de los límites. No paras de despotricar.
- Observas cómo una persona ataca verbal o físicamente a otra.
- Un familiar no llega a casa a la hora habitual.
- Descubres un robo material o intelectual.
- Tienes una carga de trabajo casi inasumible.

El sistema nervioso se ve abrumado cuando las fases de sobreexcitación se prolongan o cuando el agobio nos golpea de forma imprevista o con demasiada severidad. Podemos asimilar muy bien una tormenta eléctrica, al igual que un camión ruidoso. Sin embargo, si experimentas muchas situaciones inesperadas de este tipo todos los días o incluso una sola, pero traumática como, por ejemplo, una intimidación en el trabajo, esto puede situarte en lo alto de la curva de excitación durante mucho tiempo.

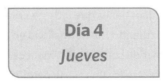

Día 4
Jueves

Ahora, ya has aprendido a activar a tu observador interior y a apreciar qué respuesta es más probable que surja del vago ventral, el sistema de conexión saludable, pero también cuándo podría acabarse la negociación racional. Te das cuenta de cuándo comienza una pelea o cuándo hay un impulso de huir, es decir, cuando el sistema nervioso simpático se ha activado.

Sin embargo, hay situaciones en las que ni siquiera el simpático sabe cómo proceder, es decir, cuando la situación resulta demasiado amenazante. Entonces el nervio vago dorsal entra en acción y tu subconsciente escoge el reflejo de cerrarse, apartarse y, por lo tanto, fingir la muerte total o parcial, lo cual puede tener diferentes efectos. Es posible que desees leer en la página 111 las reacciones que pueden atribuirse al vago dorsal. Estas pueden ser muy sutiles, a veces puede ser un solo dedo entumecido e incluso solo durante un breve instante. Esto es exactamente de lo que nos ocuparemos el cuarto día de observación. Si tienes en mente el término «apagado» o «retirada» como palabra clave, reconocerás muy rápidamente en tu vida cotidiana cuándo se activa este patrón. Se trata sobre todo de situaciones en las que sientes físicamente que tu corazón se hace diminuto, porque estás terriblemente asustado. Este puede ser el caso, por ejemplo, si un jabalí se cruza frente a tu coche por la noche o si te dan una mala noticia de forma inesperada. Son momentos en los que puedes notar una rigidez generalizada o parcial en tu cuerpo.

De modo que consiste en una sensación como de estar bloqueado, maniatado, aislado o de no poder salir. Esto incluye también aquellos momentos en los que muestras signos de vergüenza, por ejemplo, cuando te sonrojas, bajas la cabeza y miras hacia abajo por pura vergüenza o no eres capaz de levantar la mirada. Tal vez solo sea evidente en tu postura; aunque tu torso se ha encorvado, por así decirlo, el pensamiento y la comunicación aún funcionan. También podría reflejarse en tu comportamiento cotidiano, por ejemplo, si no te atreves a inscribirte en un club deportivo por vergüenza. Sería emocionante descubrir que puedes admitir estos sentimientos de vergüenza y estrategias de evitación, porque a veces la vergüenza se esconde detrás de un sistema simpático muy audaz. Puedes despotricar todo lo que quieras sobre lo mala que fue la oferta del club la última vez. Siempre se le ocurren explicaciones muy creativas. como que los demás no hicieron todo lo necesario, o que fue un asunto incómodo, o lo difícil que resulta siempre aparcar en esa zona... En realidad, puede ser tu propia vergüenza lo que te impide unirte a un club y aprovechar una buena oportunidad. También te puede pasar que sabes que, en realidad, tienes que ir de compras, pero te cuesta empezar a caminar. A la vez que sigues actuando con normalidad en el entorno seguro de tu piso, también hay un bloqueo para ir de compras. Permanecer en supermercados, tiendas o centros comerciales siempre implica una cierta pérdida de control. Dado que nos es imposible ejercer un control sobre todo el mundo, visitar el supermercado representa un gran riesgo para el centro de control responsable del peligro, el tronco encefálico, y dependiendo de lo resiliente que seas en ese momento el cuerpo reacciona con una sorprendente perseverancia o mordiendo.

En este cuarto día debes fijarte bien y dirigir tu atención a las estrategias de evitación, es decir, a las actividades sustitutivas que realizamos consciente o inconscientemente para no caer en la situación embarazosa o supuestamente peligrosa. Además, presta atención a cómo fluye tu respiración a lo largo del día. Contener la respiración de forma prolongada es un signo de dominancia del vago dorsal.

Mantén una actitud lúdica, especialmente durante este cuarto día. Al principio no siempre te será fácil admitir que hay algunas funciones de tu propia vida o ciertas partes de ella que están bloqueadas. Es natural que nos disgustemos cuando vemos claramente nuestros defectos. Sin embargo, el cambio positivo solo es posible a través de la autopercepción y el reconocimiento. Recuerda que todas las reacciones que estás viendo son parte de un elaborado sistema que, básicamente, se encarga de asegurar tu supervivencia. A este respecto, cualquier reacción debe considerarse como una buena reacción. Si es posible, no juzgues en función de lo que consideras bueno o malo, o por lo que funciona o no funciona. Simplemente, acepta los hechos sin juzgarlos. Lo más probable es que esto te ayude a tratarte a ti mismo con cariño y a efectuar cambios.

Día 5
Viernes

El quinto día de práctica resulta especialmente emocionante. Hoy deberías concentrarte en los cambios que se producen, con mucha rapidez a veces, entre los estados jerárquicamente estructurados de tu sistema nervioso autónomo. Presta atención a cuánto tiempo permaneces en cada patrón de respuesta. Estos pueden durar desde una fracción de segundo hasta varios años.

Me gustaría poner un ejemplo para cada uno de ellos. Pongamos que estás viendo un *thriller* policiaco. Mientras sigues la acción en un estado de tensión general, es decir, ya dominado por el simpático, aparece una secuencia de imágenes durante un tiempo muy breve tan repugnante que te resulta simplemente insoportable. Por un breve instante, puedes sentir cómo te contraes en lo más profundo de tu ser y luego te relajas porque la trama ha continuado y se está poniendo tan emocionante que un fuerte «¡Cuidado!» sale de tu boca. Aunque la acción no te afecta en absoluto y tan solo observas, tu simpático está en pleno apogeo. Tu sistema nervioso pasó brevemente del modo simpático al modo vago dorsal, y luego de vuelta. Durante tan solo una fracción de segundo, el disgusto desencadenó un apagón. Quizás te preguntes dónde está realmente el nervio vago ventral. ¿No se trata siempre de entrar en el estado de conexión que él controla? Exactamente. En teoría, uno podría suponer que el cuerpo está deseando someterse al dominio del nervio vago ventral. Sin embargo, como la película no da para eso, se busca inconscientemente una solución. Ahora empieza el mordisqueo frente al televisor. La actividad de los músculos involucrados en el proceso de comer hace que se active el vago ventral. Cada vez que nos llega un bocado de comida, el mensaje va al sistema parasimpático responsable de la relajación: «Por favor, digiere». Para esto también necesitamos la actividad del vago ventral, el cual a su vez libera los jugos digestivos y controla los músculos de la masticación y la deglución. Moverse de un lado a otro entre los diferentes patrones de respuesta autónomos es parte de una fisiología normal. Sin embargo, puede volverse problemático o incluso patológico si te quedas atascado en uno de los patrones de respuesta durante mucho tiempo y el cambio ya no es posible o solo es posible con un gran esfuerzo, o bien cuando la situación desencadenante persiste.

Pasemos ahora a otro ejemplo. Imagina que alguien vive en una relación destructiva en la que una persona está siendo avergonzada constantemente por otra persona. Esto puede ocurrir entre padres e hijos, o también en relaciones de pareja o laborales. Constantemente a la víctima se le dan señales verbales o no verbales para que entienda que no vale nada. En ese caso, tu sistema nervioso responderá retrayéndose.

En este quinto día, primero trata de establecer los tres patrones de respuesta autónomos en todo tu cuerpo. Distingue siempre entre el sano contacto, el modo de lucha o huida y el modo de parálisis o sumisión. Con el tiempo, cada vez te resultará más fácil hacer estas clasificaciones, y luego podrás identificar los síntomas individuales con mayor certeza. Por ejemplo, el color de tu cara puede ser parecido, pero para el cerebro hay una gran diferencia entre si la cara se te enrojece por vergüenza o si estás furioso bajo la influencia del sistema nervioso simpático. Ten en cuenta también que los estados autónomos actúan de forma conjunta con diferente intensidad. Trata de sentir cómo cambian las cosas con el tiempo una vez que hayas dirigido la percepción hacia ti mismo.

Siente, por ejemplo, la agitación con la que estás metiendo los platos en el lavavajillas debido a que estás teniendo una discusión mental con un compañero de trabajo. Siente el simpático. Percibe también cómo sonríes un poco cuando descubres algo como esto, o cómo puedes cambiar esta cualidad con la ayuda de una percepción sin prejuicios y una respiración profunda y relajada. Mantente curioso y juega con estas experiencias.

Día 6
Sábado

En el sexto día debes observarte a ti mismo en conexión con los demás. Siguiendo su naturaleza, todo nuestro ser se esfuerza por conectarse. Por tanto, resulta muy útil no solo gestionar los defectos, sino también trabajar activamente para lograr un contacto saludable. Así que siente dentro de ti mismo. ¿Tienes curiosidad por los demás? ¿Puedes acercarte a los demás con pleno respeto? ¿Qué sientes cuando otras personas o animales aparecen o pueden aparecer en tu campo de percepción o cuando entras en el campo de percepción de los demás? De nuevo, trata de encontrar las características y señales de los tres estados autónomos. ¿Sientes una conexión auténtica? ¿Luchas o prefieres huir de la situación? ¿O tal vez tu sistema opta por apagarse? Quizás este sea uno de tus días más emocionantes. A pesar de todo, mantente lleno de compasión hacia ti mismo; hoy puedes descifrar un misterio en tu vida. El conocimiento puede ser amargo, pero a veces muy alentador. Si es la primera vez que haces esto, es posible que sientas un gran alivio, pero también es posible que te sientas triste por un momento por lo que descubres dentro de ti. Tan solo mantente en contacto contigo mismo. Todas estas cosas han estado obrando en ti y a través de ti sin que te dieras cuenta hasta ahora. Simplemente, ahora eres consciente de ellas; y eso es bueno, porque automáticamente abre la posibilidad de que algo suceda.

Día 7
Domingo

No importa lo que suceda a tu alrededor, hoy se trata de luchar por el dominio del nervio vago ventral. Es bueno que hayas practicado los demás días porque ahora sabrás exactamente de qué estado inicial vienes.

En la primera parte del libro aprendiste que existe una jerarquía entre los estados autónomos. En este séptimo día, trata de conseguir el siguiente estado autónomo más saludable. Si notas un bloqueo, intenta encontrar la manera de activar el sistema nervioso simpático. Es decir, tan pronto como te sientas rígido, trata de moverte un poco. En la sección de ejercicios encontrarás una serie de opciones para los ejercicios estimulantes (a partir de la página 169). Si eres fuertemente simpaticotónico, intenta reducir la actividad del sistema nervioso simpático y aumentar la del nervio vago ventral. También encontrarás sugerencias para esto en la sección de ejercicios en el capítulo sobre ejercicios relajantes (ver página 139 en adelante).

Un repaso a la semana

Al final de los siete días, tómate un tiempo para ti y reflexiona con calma sobre lo que has experimentado. ¿Qué nuevos aspectos has aprendido sobre ti y cómo podrías utilizar esto para hacer tu día a día un poco más fácil? Si has obtenido información buena y útil, simplemente, comienza de nuevo mañana con el primer día. Siéntete libre de practicar este programa durante al menos dos o tres meses. Con el tiempo notarás cómo inicias la observación por ti mismo sin haberlo planeado. Podrás percibir incluso las señales más sutiles de forma rápida y clara.

6
Primeros auxilios emocionales

En cualquier momento de nuestra vida cotidiana podemos presenciar accidentes, maltratos físicos o verbales, o cualquier otro tipo de imprevisto. El abanico es muy amplio. El incidente a veces puede ser tan discreto que apenas se percibe que se está produciendo un ataque, en otras ocasiones puede ser tan terrible que solo deseas huir. Podemos encontrarnos con una persona en uno de los estados de emergencia autónomos descritos en cualquier momento, pero esto rara vez sucede en nuestro día a día. En casos de impotencia real, desorientación, conmoción o pánico, es especialmente importante saber cómo se debe tratar a la persona en cuestión. En este mundo actual en el que los testigos de accidentes prefieren grabar a las víctimas con sus teléfonos móviles, insultar a las personas que tratan de prestar auxilio o mirar hacia otro lado por su propia impotencia, necesitamos más que nunca empatía, coraje y conocimiento.

Por lo que sabemos, no son solo los incidentes dramáticos, sino también los pequeños traumas cotidianos los que pueden cambiar la vida de golpe. Que un trauma se desarrolle o no depende, entre otras cosas, del apoyo que recibamos en el mismo lugar o, en general, cuando se trata de una emergencia, del tiempo que hayamos tenido que esperar. Además de demostrar empatía, determinación y conocimiento, como ayudantes en un caso de emergencia necesitamos, sobre todo, serenidad para no dejarnos abrumar emocionalmente por lo que está sucediendo. Hay que mantener una actitud realista que sea a la vez comprensiva y autorreguladora.

Además de la conocida cadena de rescate oficial, los siguientes pasos te ayudarán a apoyar emocionalmente a una persona afectada de una manera valiente y sensible. Aunque tardarás algún tiempo en leer y asimilar los siguientes puntos, ten en cuenta que en la vida cotidiana a veces tenemos que decidir qué hacer en un segundo, por ejemplo, cuando te encuentras con alguien en el autobús, tienes un ataque de pánico, o cuando tu hijo se cae del patinete o una persona se resbala en el supermercado. Muchas personas afirman que no se sienten seguras en el papel de socorristas y temen ser testigos de una situación así.

Además de los siguientes consejos, recuerda que, independientemente de tu reacción, la víctima ya está angustiada. Cualquier pequeña ayuda que le brindes puede mejorar significativamente la situación de esa persona. Si haces la mitad de los siguientes puntos, ayudarás mucho más a la persona que si pasas de largo.

Cuando uno se ve afectado y experimenta cómo la gente mira hacia otro lado y pasa de largo, es posible que pierda la fe en la humanidad. Por lo tanto, lo más importante es **tomar** la decisión de ayudar a los demás. Cuanta más confianza tengas a la hora de afrontar la situación, más sencillo te resultará tomar esta decisión.

Reglas y técnicas para la ayuda emocional

1. Activa tu observador interior. Comprueba en qué estado neurofisiológico te encuentras, porque es probable que tu curva de excitación aumente cuando seas testigo de un incidente.

2. Regúlate a ti mismo primero, respira profundamente algunas veces. Sobre todo, inspira lo más lenta y prolongadamente posible. Esto apaciguará a tu sistema nervioso y le hará saber que estás fuera de peligro.

3. Enfoca tu mirada y tus pensamientos en los hechos concretos. En situaciones que se presentan como muy abrumadoras o muy injustas, es fácil que enseguida nos involucremos emocionalmente. Una vez te hayas regulado, trata de mantenerte despejado y tranquilo diciendo en voz alta o en voz baja lo que ves a tu alrededor, es decir, orientándote en la situación. Podría ser algo así: «Estoy en el supermercado X, en la sección de farmacia. Una persona se ha caído y hay otra persona a mi lado a la que le pediré ayuda en un momento. Siento tensión en mi cuerpo y un impulso de gritar de terror o salir corriendo rápidamente. Me regulo como se describe en el punto 2 y me dirijo a la persona que está en el suelo».

4. Acércate a la persona lentamente y, si es posible, colócate dentro de su campo de visión para que pueda ver cómo te acercas.

5. Cuando la persona te está mirando, siempre es bueno preguntarle si se encuentra bien mientras te aproximas. Las personas muy alteradas no te contestarán (o no podrán). Actúa siempre con tus sentidos alerta y de acuerdo a tus sentimientos. En cualquier caso, mantén una distancia mínima que transmita seguridad a pesar de la relativa proximidad.

6. Háblale a la otra persona con tranquilidad y despacio. Puedes decirle algo como «Ha tenido un accidente. Voy a quedarme con usted hasta que llegue la ayuda»; o «Se ha caído. Voy a quedarme con usted hasta que se encuentre mejor». Asegú-

rate de que la persona que ha tenido el accidente no se quede sola. Esto es muy importante para crear una cierta sensación de seguridad.

7. Ya estés ayudando a un adulto o a un niño, obtén su permiso, o al menos avísale, cuando vayas a tocarle. Mientras lo haces, dile dónde vas a colocar la mano o simplemente que vas a sentarte a su lado para ayudarle. No es necesario en absoluto tocar a la persona afectada, e incluso puede tener un efecto negativo en algunos casos. Tu instinto te guiará y puedes simplemente avisarle: «¿Le parece que ponga mi mano en su brazo?». Si la persona parece desorientada, solo dile: «Le voy a poner la mano en el brazo». Sentirás si la persona se calma o se inquieta aún más.

Tal vez tú mismo hayas estado en una situación muy delicada o te preguntes por qué te resultó tan difícil recuperarte de una aparente nimiedad. Ahora sabemos que hay muchas cosas que podrían agravar la situación o, al menos, que no conducen a la curación del trauma.

Cosas a evitar en los primeros auxilios emocionales

1. Ahórrate afirmaciones que no sabes si son ciertas. Instintivamente nos gusta decir «Bueno, gracias a Dios no ha pasado nada» o «No ha sido para tanto», o «¡No ha sido nada!». Visto de manera objetiva, estas frases sirven menos para la persona en cuestión y más para tu propia tranquilidad después del golpe. De hecho, en este momento es posible que ni siquiera sepamos si ha pasado algo. Además, la persona está tirada en el suelo delante de nosotros, por lo que es evidente que algo ha pasado, aun cuando aparentemente no haya sangre. La persona se ha caído y puede haber sufrido un hematoma, un esguince, una hemorragia interna, una conmoción cerebral u otra cosa. ¡El susto ya es de por sí bastante malo! Por lo tanto, es mejor tratar de decir algo que realmente sirva de ayuda tal como vimos en la regla 6 (véase página anterior) y así ganar tiempo para que el sistema nervioso de la persona afectada pueda recuperarse poco a poco y a su propio ritmo del susto, o para que la rigidez del estado vagal dorsal pueda regresar gradualmente a la dirección del vago ventral a través de la intervención del sistema nervioso simpático.

2. Evita discusiones inútiles con los transeúntes. Esto podría resultarte todo un desafío, sobre todo si la situación te asustó a ti mismo, ya que el sistema nervioso simpático te excita y, en este estado, preferimos discutir en lugar de respirar profundamente y «susurrar» con amabilidad. Sin embargo, lo único que ayudará a la persona necesitada será convencerle con tranquilidad. Olvídate de tu propia

decepción por el hecho de que no pueda llegar más ayuda, esta circunstancia por sí sola puede tener un efecto devastador en las personas que están prestando auxilio. Si es posible, deja a un lado el hecho de que suceden otras cosas a tu alrededor que son inusuales o difíciles de entender. Debes ser tú mismo el que proporcione un entorno seguro parándote o sentándote cerca de la persona afectada, de manera que la protejas de los ojos de los espectadores. Trata de construir una burbuja de seguridad, por así decirlo. Lo más importante es crear una situación subjetivamente segura para ti y tu protegido.

3. No tires de nadie. Los niños y las personas mayores, en particular, a menudo se caen y hay que ayudarlas a levantarse con cuidado. Acompaña siempre esto con palabras como: «Le voy a ayudar a levantarse, ¿de acuerdo?». Si la persona en cuestión puede colaborar de alguna manera, que lo haga, porque eso fortalece su actitud interior. De este modo, no solo la ayudas físicamente, sino también emocionalmente, ya que la materialización de la idea «puedo caminar de nuevo» la ayuda mentalmente a salir de la situación de indefensión.

4. Incluso si un incidente ocurrió hace mucho tiempo, es importante tener cuidado con lo que decimos al tratar con víctimas de un trauma. Evita las frases de la siguiente lista y expresiones similares. Dependiendo de quién esté delante de ti, solo transmiten y refuerzan aquello contra lo que muchas víctimas de trauma luchan todos los días, como el complejo de inferioridad causado por el sentimiento de tener la culpa no solo del trauma original, sino también del hecho de no poder recuperarse. Esto puede adquirir proporciones realmente terribles y, en caso de duda, llevar a la persona a un mayor retraimiento. Si lo sientes tú mismo y alguien te dice esas palabras, trata de no tomártelo como algo personal. Solo tú decides cuándo algo es bueno y qué es lo que realmente te ayuda a lo largo el camino. ¡Se tarda lo que se tenga que tardar! Nadie puede saber mejor que la persona afectada cuánto tiempo será.

5. Evita afirmaciones exigentes y apremiantes como:

   - Bueno, ya deberías estar mejor.
   - Ríete un poco.
   - No seas así.
   - Tienes que esforzarte un poco más, así mejorarás más rápido.
   - Solo tienes que desearlo.
   - Todo es cuestión de actitud.
   - Ser feliz es cuestión de actitud.
   - Piensa en algo agradable.

Tercera parte

Ejercicios físicos de regulación.
El terapeuta interior

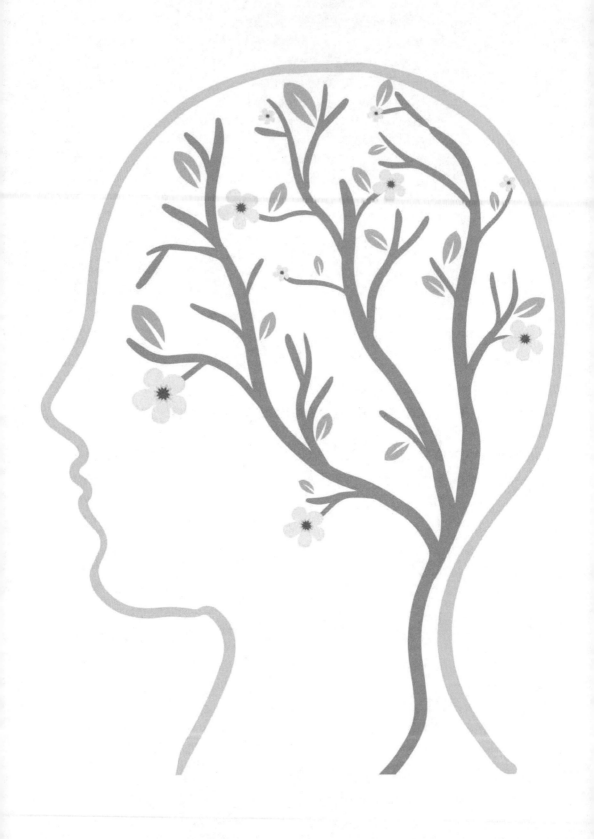

Sobre
los ejercicios

En la portada de este libro ya se hace referencia al «terapeuta interior» y todo lo que puedes conseguir con él, pero ¿qué hay detrás de esta propuesta? ¿Se trata tan solo de una serie de sencillos ejercicios que se supone que lo activan a base de práctica, o hay algo muy distinto detrás de esto? ¿Y dónde se encuentra realmente el terapeuta interior en nosotros?

Para responder a estas preguntas, debemos echar un vistazo al cerebro. Detrás de la frente se encuentra el córtex prefrontal, el lóbulo frontal. Esta parte es la más joven del cerebro humano en términos evolutivos. En los adolescentes, esta región se va diferenciando a lo largo del desarrollo. Contiene esa complejísima área funcional que da forma a nuestra personalidad. Entre otras cosas, aquí se encuentra nuestro intelecto, la capacidad de regular nuestro comportamiento social, la capacidad de tomar decisiones, así como la capacidad de planificar acciones con efectos a largo plazo.

Esto significa que en esta parte del cerebro es donde decidimos si preferimos llevar o no un estilo de vida saludable y consciente. Fue esta parte de tu cerebro la que tomó la decisión de elegir este libro para trabajar en tu propia salud. Todas las habilidades representadas en esta región del cerebro se resumen bajo una breve palabra, pero bastante significativa, el «Yo», o el «Ego». De este «Yo» proviene la salud. Por supuesto, hay enfermedades genéticas frente a las que la medicina puede ayudar de forma más eficaz. Sin embargo, desde nuestro interior podemos influir activamente en la mayoría de las enfermedades que están muy extendidas en la sociedad. Esto significa que puedes evitar que aparezcan o ayudar a su curación.

En un estudio sobre este tema, realizado en 2013, científicos estadounidenses, dirigidos por Steven Cole y Barbara Fredrickson, publicaron un descubrimiento tan impresionante como cuestionado. Examinaron a ochenta adultos que gozaban de buena salud. Todos los participantes se sentían sanos, satisfechos y felices con su vida. La única diferencia era su forma de vida. Mientras que un grupo seguía un estilo de vida guiado por el placer, basado en el disfrute de cualquier tipo de diversión, el otro grupo llevaba una vida sencilla y consciente caracterizada por valores y objetivos más elevados. Un análisis genético de sus muestras de sangre reveló que este último grupo tenía un sistema inmunitario significativamente más fuerte y niveles más bajos de inflamación, mientras que la tendencia opuesta era detectable en el primer grupo. Los resultados son interesantes en la medida en que, independientemente de los hallazgos, todos los participantes gozaban subjetivamente de una buena salud.

Tal vez esta pequeña digresión te ayude a iniciar tu práctica consciente con mayor fuerza moral. En esta tercera parte del libro he reunido ejercicios físicos, de respiración y mentales, prácticos y fáciles de realizar. A través de una utilización selectiva, estos llevarán a tu sistema nervioso autónomo y, por lo tanto, a todo tu cuerpo, a una esfera saludable. Los ejercicios tienen como objetivo principal regular el exceso de tensión, aumentar la actividad (cuando hay muy poca) y salir de los estados de bloqueo.

Las instrucciones de cada ejercicio siguen un esquema: el «título» es la **descripción** detallada del ejercicio y consiste en un **nombre corto** fácil de recordar. Junto a la palabra clave **contexto** encontrarás información general sobre el ejercicio, por ejemplo, sobre su efecto y la referencia anatómica, o entre las distintas estructuras anatómicas involucradas. Se recomienda una **duración** determinada para cada ejercicio. En **posición inicial**, encontrarás la postura de la que se parte en el ejercicio en cuestión. En **ejecución** encontrarás una descripción sobre cómo realizar el ejercicio paso a paso. Cuando proceda, sigue la **duración** prevista o el **número de repeticiones** que se indican. Dado que no todos los ejercicios son adecuados para cualquier persona, en el apartado **a tener en cuenta** podrás ver a qué tienes que prestar especial atención, o en qué casos debes modificar el ejercicio o, en su caso, no hacerlo. Si no estás seguro, coméntale las dudas que tengas a tu médico, fisioterapeuta, profesor de yoga u osteópata. Espero que los disfrutes y mejores tu salud.

1
Cómo realizar
los ejercicios

Puedes practicar todos los ejercicios descritos por separado o combinarlos como quieras haciendo una serie. Estoy segura de que ya conoces algunos de ellos. Es importante que sientas cuándo debes seleccionar cada ejercicio. Por tanto, intenta hacerte una idea de en qué estado autónomo te encuentras en ese momento para decidir qué ejercicio te será más provechoso. Como ya sabes, el objetivo principal de todos estos ejercicios es la autorregulación. Un primer ejercicio básico importante es el entrenamiento del observador interior. Puedes consultar las indicaciones para realizarlo en la segunda parte del libro (a partir de la página 95). El observador interior está presente como un auténtico entrenador a lo largo de todos los ejercicios, y tiene la tarea de asegurarse de que lo estás haciendo bien. Además, se encarga de mantenerte centrado en el momento.

De momento, considera los ejercicios más como una oportunidad para conocerte mejor que como un programa que tengas que llevar a cabo dogmáticamente. Por supuesto, para familiarizarte con los ejercicios puedes realizarlos en orden. Si te gusta la secuencia, siempre puedes mantenerla exactamente igual. Los ejercicios se enumeran según el grado de dificultad del esfuerzo físico requerido. Más adelante, cuando los conozcas un poco mejor, puedes elegir un ejercicio concreto que creas que te va ayudar en un momento dado o un día en particular, ya que esto puede cambiar de un día para otro. Cuanto más consciente seas de tu estado autónomo, mejor podrás reaccionar al modo de lucha o huida o al de apagado. Incluso si ya te sientes bien anclado en el vago ventral, estos ejercicios representan un agradable método de regeneración, y con el tiempo sentirás perfectamente cómo tu sistema nervioso está recuperando su funcionamiento saludable. Olvídate de la idea de que cuanto más, mejor; a veces menos es más. Es importante que dediques cierto tiempo durante y, sobre todo, después de cada ejercicio, a sentir las reacciones e impulsos de tu cuerpo de una manera desinhibida y te des el tiempo necesario para ello. Cada ejercicio necesita un tiempo para integrarse en el sistema nervioso.

Repito, el objetivo fundamental de todos estos ejercicios no es el de trabajar en ellos como si fuera un plan de castigo, sino crear bienestar y, de este modo, fortalecer tu sistema nervioso.

Más adelante, cuando hayas probado todos los ejercicios varias veces, confía en tu instinto a la hora de elegir los más adecuados. Inmediatamente descartarás algunos de ellos por inútiles. Alégrate de esa decisión. Sin embargo, hay otros ejercicios que seguro que te encantan. Haz estos de forma regular. Todos los movimientos pueden modificarse y adaptarse para que te resulten más cómodos. Tan pronto como percibas que el dolor u otros síntomas empeoran, cambia o interrumpe el ejercicio en cuestión. Lo mismo es aplicable a aquellos síntomas que puedan reaparecer durante la práctica. Soportar el dolor no es el camino hacia la salud. Confía por completo en tu instinto, este te hará saber cuándo algo no es bueno para ti. Esto puede manifestarse en forma de aversión hacia un ejercicio o en una necesidad apremiante de repetir algunos de ellos varias veces al día. Siempre que la intención esté dirigida hacia tu bienestar ambas opciones son correctas. Te recomiendo que te alejes de categorías como «correcto» o «incorrecto» y en su lugar diferencies entre «cómodo» y «no tan cómodo».

Otro elemento a tener en cuenta es que algunos ejercicios físicos pueden actuar como desencadenantes, debido a que están relacionados con temas, experiencias o aspectos profundos. En el contexto particular de los trastornos traumáticos, no hay ejercicios que puedan clasificarse siempre como beneficiosos o perjudiciales, porque los síntomas son muy amplios y distintos para cada persona. Practica solo aquellas cosas que te hagan sentir cómodo durante la realización del ejercicio, es decir, la respiración relajada, un estado de ánimo más alegre, la activación placentera, el calor corporal o el estado de alerta. Todos estos sentimientos están vinculados al nervio vago ventral, que es el que fundamentalmente queremos tratar y fortalecer. Por tanto, practica únicamente dentro del alcance de tus posibilidades. Un objetivo inmediato sensato es descubrir cuáles son tus ejercicios favoritos. Si no haces algunos ejercicios porque no te gustan es que tu observador interior ha hecho un gran trabajo. Puedes darte una palmada imaginaria en la espalda por eso.

Aunque en el libro se describen muchos ejercicios, es posible que al principio solo puedas hacer alguno de ellos. Si es así, no te detengas y busca el siguiente ejercicio que tenga más probabilidades de llevarte al modo vago ventral. El autoempoderamiento para esto viene muy bien, ya que nadie puede saber mejor que tú lo que estás haciendo bien. Si sientes que los ejercicios plantean ciertos problemas no resueltos o experiencias traumáticas no resueltas, no dudes en explorar este ejercicio con un terapeuta de trauma. Considéralo como una oportunidad; el conocimiento es como una puerta por la que pasar. Por favor, no lo veas nunca como una debilidad.

Recomendaciones generales para todos los ejercicios

Las sugerencias de ejercicios, incluidos los de este libro, encuentran una respuesta muy distinta según cada persona. Hay personas a las que les encanta un ejercicio y otras que ni siquiera se pueden plantear hacerlo porque padecen alguna lesión o enfermedad y les resulta físicamente imposible. No pasa nada, así es la vida. La perfección solo existe en nuestra imaginación. Yo intento transmitir el siguiente punto de vista a los participantes en mis grupos de yoga: «¡Nada de pensar en los defectos!». Identificar un defecto no aporta información útil ni productiva para el sistema nervioso. En mi opinión, lo mejor es participar en los ejercicios de la forma en que actualmente nos sea posible. Esto dejará una buena sensación en tu cuerpo después de realizarlo. Los ejercicios y aquellas partes de estos que te resulten demasiado difíciles o imposibles pueden y deben modificarse de tal manera que puedas realizarlos con comodidad. Siempre se puede hacer algo, aunque sea el simple hecho de imaginar que el ejercicio es un aporte mucho más beneficioso para tu cerebro y tu cuerpo que no hacer nada o culparte a ti mismo por tu propia incapacidad. ¡Confía en tu instinto a lo largo de todos los ejercicios! El cuerpo es mucho más inteligente de lo que a veces creemos. Si tienes alguna duda, abandona la práctica ese día o simplifica. Todos los ejercicios de este libro tienen como objetivo que te conozcas mejor a ti mismo y a tu propio cuerpo y lo sientas más próximo. Desecha la idea de que debes practicar por practicar o copiar exactamente todo lo que se te muestra.

Algunos ejercicios, como la postura de yoga para niños, pueden resultar complicados. ¡Presta siempre atención a tus articulaciones y no te tortures! No es un defecto si un ejercicio no se puede hacer o te queda completamente diferente al de nuestra foto. Es solo tu condición física la que no permite nada más en este momento, y en eso estamos trabajando. Espero que disfrutes con ellos.

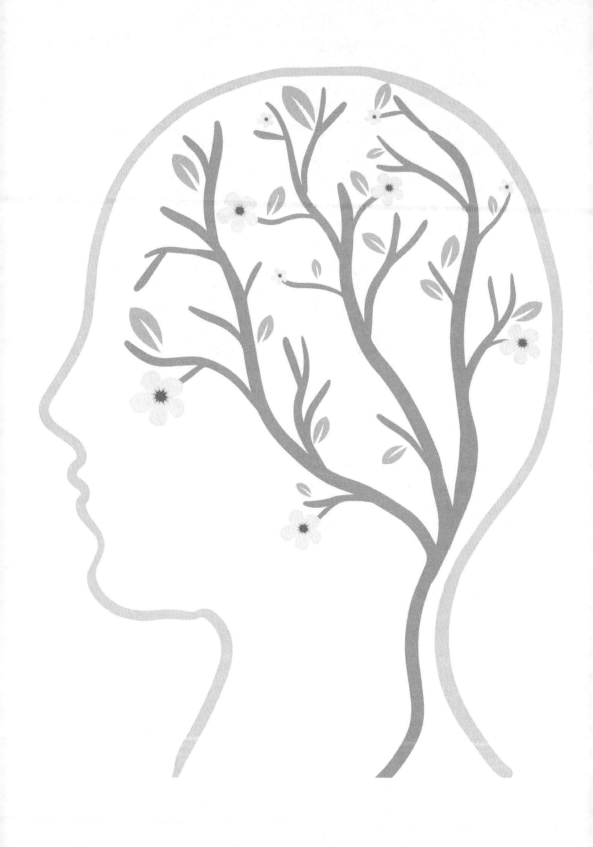

2
Ejercicios de relajación para estimular el sistema vago ventral

Posición supina sencilla. Posición de playa

Contexto

Algo que, en principio, parece muy sencillo a muchas personas les cuesta más que hacer veinte flexiones. Simplemente, túmbate erguido y estirado durante unos minutos. El único desafío de este ejercicio es hacerlo y permitir algo de tranquilidad en cuerpo y mente.

Posición inicial

Espalda recta.

Ejecución

1. Acuéstate cómodamente sobre una colchoneta de yoga, una manta extendida en el suelo o, simplemente, sobre un sofá. Junta las manos y colócalas bajo la parte posterior de la cabeza como una almohada. Los

pulgares deben estar alineados en la línea del nacimiento del cabello o ligeramente por debajo del borde óseo del cráneo. Si palpas un poco la zona, podrás notar los pequeños músculos del cuello. A menudo se puede percibir una diferencia de tensión entre el lado izquierdo y el derecho. Relaja la cabeza sobre los pulgares. Si la posición de los brazos te resulta incómoda, también puedes extenderlos a ambos lados y dejarlos relajados sobre el suelo.

2. Ahora, tómate tu tiempo e inspira profundamente y espira muy lenta y suavemente a través de la nariz o de la boca ligeramente abierta durante el tiempo que te resulte cómodo. Repite esto varias veces, relajando con cada espiración tantos músculos o zonas de tu cuerpo como puedas. Sobre todo, relaja las articulaciones de la mandíbula y separa las filas de dientes entre sí. Si estás muy tenso y tienes la sensación de que no puedes calmarte en absoluto, vuelve a respirar de forma consciente. Inspira lentamente y expulsa el aire a través de la boca ligeramente abierta, como si quisieras hacer que la llama de una vela parpadee suavemente. Aun así, no intentes lograr nada concreto. Tan solo suelta todo lo que puedas. Libérate de cualquier pretensión de perfección. Si empiezas a bostezar, alégrate y disfrútalo, porque esa es la mejor señal de que tu cuerpo empieza a regularse.

Tu cuerpo probablemente querrá hacer pequeños movimientos correctivos después de un breve período de tiempo, por lo tanto, muévete y colócate en la posición en la que estés más relajado. Si te quedas dormido durante este primer ejercicio, disfruta del breve descanso y no hagas ningún esfuerzo por mantenerte despierto. Permítete quedarte dormido, ya que lo más probable es que tu cuerpo solo esté mostrando lo mucho que llevaba esperando este descanso y esté aprovechando la oportunidad para recuperarse.

Duración

De 2 a 10 minutos.

A tener en cuenta

Si la posición supina te cuesta al principio porque tu cuerpo está demasiado metido en el patrón de flexión y le cuesta estirarse, coloca una manta enrollada debajo de las rodillas. Esto ayuda a relajar y a aliviar la zona baja de la espalda. Si tienes los brazos extendidos hacia ambos lados, coloca una almohada pequeña debajo de la cabeza si es necesario. Cuando tu sistema nervioso está bajo mucha tensión, es posible que los párpados empiecen a aletear. Tan solo obsérvalo, después de un tiempo de práctica se pasará. Si te impide relajarte, abre los ojos un momento.

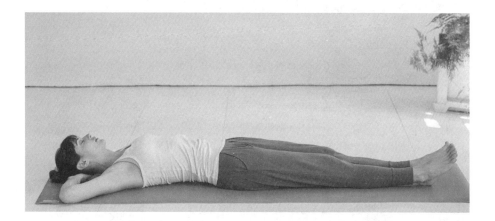

Masaje del esternocleidomastoideo: el ronroneo en la cabeza

Contexto

El músculo esternocleidomastoideo es en gran parte responsable de la rotación de la cabeza. Además de los movimientos oculares, los giros de cabeza son movimientos fundamentales para orientarnos y, por lo tanto, para evaluar la situación de seguridad. Cuando estás habitualmente bajo tensión o incluso en modo de parálisis, suele generarse mucha tensión en la zona del cuello. Si queremos trabajar activamente la sensación de seguridad, lo lógico es relajar este par de músculos y dotarles así de mayor movilidad. Cada uno de estos músculos sale de la clavícula y discurre lateralmente a lo largo del cuello hacia la espalda y el cráneo. La base se encuentra justo detrás de las orejas y cubre el importante punto de salida de determinados nervios llamado *Foramen jugulare*. *Foramen* es la palabra latina para «apertura» o «agujero». El nervio vago es uno de los nervios que pasa por esta abertura. Si masajeamos la base de los músculos que giran la cabeza podemos crear un poco más de espacio y movilidad para el vago y todas las estructuras que parten de ahí. Estos dos aspectos son requisitos previos para una mejor funcionalidad.

Posición inicial
Decúbito supino, sentado o de pie.

Ejecución
1. Coloca el dedo índice, el medio y el anular de ambas manos por debajo y detrás de las orejas con suavidad. Si ahora mueves la cabeza hacia adelante y hacia atrás, sentirás los poderosos músculos de la cabeza bajo las yemas de los dedos. Aunque no lo sientas perfectamente, no te preocupes, no puedes errar. Con las yemas de los dedos de ambas manos, comienza a masajear lentamente y con calma esta región ejerciendo una ligera presión. Deja que tu intuición te guíe a lo largo de estos movimientos y traza círculos con los dedos allá donde te resulte agradable. Si te apetece, deja que tu cabeza haga suaves giros a izquierda y derecha. Recuerda que menos es más. Separa las filas de dientes. Lo normal es que empieces a bostezar relativamente rápido. Celebra cada bostezo, ya que es una clara señal de que el sistema nervioso comienza a regularse. Para variar, puedes colocar suavemente las yemas de los dedos sobre el músculo desde atrás y acariciarlo hacia adelante ejerciendo una leve presión.
2. Empezando por la oreja, acaricia lentamente cada músculo. Desde la zona plana situada detrás de la oreja, ve desplazándote hacia abajo por el lateral del cuello hasta que las yemas de los dedos lleguen a la clavícula. Puedes dejar que las yemas de los dedos se separen para que rocen la parte delantera del cuello. Mantente conectado con tu respiración y ronronea como un gato si lo deseas.

Duración
De 1 a 3 minutos.

A tener en cuenta
Asegúrate de trabajar la zona sensible del cuello ejerciendo una presión que te resulte agradable. No aprietes demasiado.

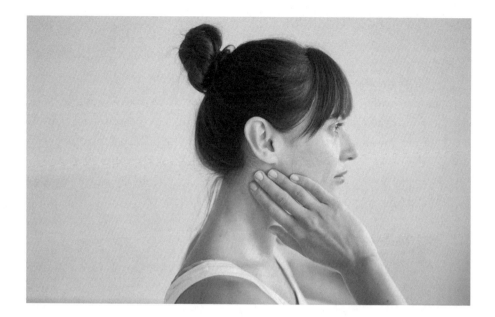

Fascias

El término «fascias» hace referencia al sistema de tejido conectivo del cuerpo estirado como si fuera una gran red. Esto incluye todas las estructuras envolventes y conectivas, como el revestimiento de los músculos, el tejido subcutáneo que se encuentra debajo de la piel y todas las cápsulas articulares, así como los recubrimientos y sujeciones de los órganos internos. En consecuencia, estas estructuras se pueden dividir generalmente en fascia superficial, profunda y orgánica. La función de las fascias es compleja, puesto que se encargan de garantizar casi todas las funciones corporales. Además de la función de soporte mecánico, forman los corredores para los nervios y vasos sanguíneos que discurren por ellos. Sirven tanto para conectar como para delimitar diferentes estructuras. Además, esta red de tejido ofrece protección frente a las lesiones. Conforme al principio de «la estructura obedece a la función», las fascias se adaptan funcionalmente a los requisitos de su entorno respectivo. De esta forma, ayudan a la transmisión de potencia y mantienen la tensión, por lo que son en gran parte responsables de la estabilidad del cuerpo. Además, su capacidad para almacenar agua también resulta de gran importancia para el sistema inmunitario.

Además de todo esto, las fascias transmiten información. En ellas hay innumerables receptores que reciben estímulos y luego los transmiten. El tejido reacciona a los estímulos de tensión, presión, temperatura y dolor, y también es influenciado involuntariamente por el sistema nervioso autónomo. Esto significa que los tres componentes del sistema nervioso autónomo que he descrito en el libro (vago ventral, simpático y vago dorsal) con sus patrones de respuesta tienen una influencia significativa en el estado y función de las fascias y, por lo tanto, en nuestra salud física y mental.

Acariciar el tendón central: adulador del vago

Contexto

El tendón central, una hebra de fascia (véase la página 143), desciende por el centro del cuerpo desde la cabeza hasta el suelo pélvico. Las estructuras que aborda este ejercicio son la fascia anterior del cuello, la laringe, el esternón y el diafragma. Además de su importancia estática, el tendón central prepara el camino para el nervio vago y, por lo tanto, es una estructura importante para la regulación del sistema nervioso.

Posición inicial

Decúbito supino, sentado o de pie.

Ejecución

Coloca las manos extendidas suavemente sobre la parte delantera del cuello. Sitúa las yemas de los dedos debajo de la mandíbula inferior. Si te resulta más fácil, levanta un poco la barbilla. Con un movimiento suave y fluido, ve masajeando la zona hacia abajo desde la laringe hasta el esternón. Al final de este, donde terminan las estructuras óseas, los dedos llegan a una depresión. A partir de ahí, desplázate hacia a la izquierda y a la derecha por debajo de los arcos costales y a lo largo del diafragma. Después de tres o cuatro repeticiones, es posible que te entren ganas de bostezar. Alégrate por este bostezo porque es una respuesta deseada de tu cuerpo a ese movimiento.

Duración

Entre 5 y 10 veces, o tantas como quieras.

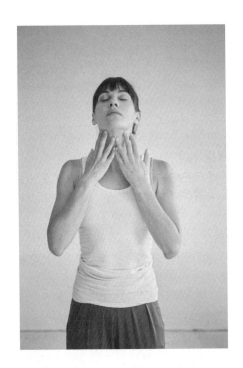
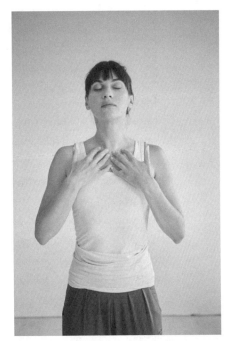
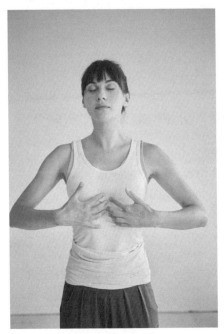
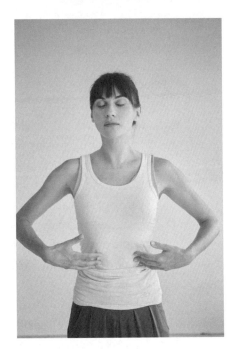

Masaje funcional del cuello lateral: amasando el cuello

Contexto

Las personas a menudo nos encogemos de hombros, sobre todo cuando hay un peligro real o imaginario, pero también cuando sentimos frío o inseguridad. Se trata de un gesto de autoprotección. Tal vez se base en el impulso inconsciente de meternos en el caparazón de un caracol imaginario y escondernos o, al menos, cubrirnos el cuello para protegernos. Si bien esto es comprensible, el único y desagradable efecto suele ser una tensión enorme y crónica en el cuello y la cintura escapular. Hay dos músculos concretos que están anatómicamente involucrados aquí: el músculo trapecio, que cubre toda la región entre el cráneo, los hombros y la columna vertebral con sus partes anterior, media y posterior, y el músculo esternocleidomastoideo, ya mencionado anteriormente, que permite el giro de la cabeza.

Posición inicial

Sentado o de pie.

Ejecución

1. Coloca la mano izquierda sin apretar sobre el músculo derecho del cuello. Los cinco dedos están detrás y palpan suavemente los músculos, la yema de la mano está delante. Puedes sentir un hueso, la clavícula. La cabeza permanece inicialmente en la posición intermedia.

2. Inspira lenta y profundamente. Al inspirar, el cuello debe estar completamente relajado y los hombros deben permanecer abajo. Mientras espiras, sujeta el músculo de tu cuello con más firmeza y gira la cabeza hacia la izquierda durante toda la respiración. Dependiendo del tiempo que dure la espiración, puede ser un giro de cabeza muy lento. Al final de la espiración, haz una breve pausa. En ese momento, afloja un poco la mano sobre el cuello. Después, gira la cabeza hacia atrás, a la posición central, e inspira.

3. Repite el proceso. Coloca la mano sobre el músculo del cuello y gira la cabeza hacia la izquierda mientras espiras. Gira la cabeza a la posi-

ción media e inspira. Encuentra un ritmo cómodo y fácil que te deje suficiente tiempo para conectar con tus músculos y tu respiración.

4. Repite el proceso entre 8 y 10 veces, luego descansa un momento con las manos apoyadas, pero sin apretar, sobre los muslos si estás sentado. Si estás de pie, deja que los brazos cuelguen sueltos. Siente la diferencia entre la zona derecha e izquierda del cuello.

5. Repite todo a la inversa. Pon la mano derecha sobre la zona izquierda del cuello. Inspira, sujeta el músculo del cuello, espira, gira la cabeza hacia la derecha. Procede con suma tranquilidad. A medida que tus manos se vayan acostumbrando al movimiento, con el tiempo, podrás hacer más repeticiones. Por otro lado, explora con calma esa sujeción en el cuello y coloca la mano en un sitio diferente en cada repetición. Varía la presión en función de lo que vayas sintiendo. Muchas personas prefieren ejercer un poco más de presión, sobre todo en el borde superior del omóplato.

Repeticiones

Entre 8 y 10 veces a cada lado, o mientras te resulte agradable.

A tener en cuenta

Para evitar crear más dolor en la cintura escapular, gira la cabeza hasta donde puedas, pero sin hacerte daño. En el primer paso, como ya hemos comentado a menudo, lo importante es la regulación y no tanto la extensión del movimiento. La movilidad de la columna cervical mejorará automáticamente con el tiempo conforme vayas cogiendo práctica. No vale la pena hacerse daño.

Notarás que este ejercicio es un poco más complejo. Se asigna un movimiento a cada fase de la respiración. Esto tiene varias ventajas. Centra tu atención en el aquí y el ahora. Este tipo de ejercicio también refuerza la conciencia de tu cuerpo. Cuando te implicas de lleno en la armonía y acompasas la respiración y el movimiento es cuando puede producirse la verdadera regulación. Después de unas pocas repeticiones habrás interiorizado el proceso y podrás disfrutar plenamente del suave masaje en el cuello. Si te sientes cómodo haciendo esto, puedes cerrar los ojos. Mientras realizas el ejercicio, es probable que bosteces, tal y como hemos mencionado varias veces. ¡Estupendo! ¡Sácalo todo! Este bostezo no tiene nada que ver con la fatiga, pero es una señal de que tu sistema nervioso está pasando de una alta excitación a un funcionamiento fisiológico normal.

No obstante, no es solo regular desde un estado de mayor tensión lo que hace que este ejercicio sea tan valioso. Al girar la cabeza, también desarrollamos la capacidad de orientarnos en el espacio, al igual que en el ejercicio de «ronroneo» (página 141 y sig.) porque precisamente esta orientación, es decir, la capacidad de girar los ojos y la cabeza y, por lo tanto, también la movilidad del cuello y la cabeza, es algo que las personas a menudo pierden cuando experimentan un estado de tensión o amenaza.

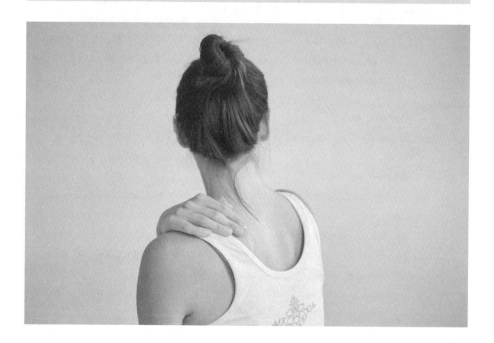

Relajación de la articulación temporomandibular: chicle de aire

Contexto

El hecho de apretar la mandíbula superior e inferior es muy habitual cuando hay demasiada tensión o incluso una actitud combativa. La mordida está controlada en gran medida por el músculo más fuerte del cuerpo, el *Musculus masseter* o músculo masetero. Siempre se activa cuando queremos defendernos del imaginario tigre dientes de sable que nos acecha. Dado que hoy en día no tenemos que morder y ejercitar nuestra fuerza como la naturaleza planeó originalmente, la tensión permanece sin usar en el cuerpo, en este caso en los músculos de la mandíbula. Muchas personas ni siquiera son conscientes de cuánto tiempo y con qué fuerza aprietan los dientes, incluso mientras duermen (bruxismo).

Esto, por un lado, daña la mandíbula, las encías y el aparato periodontal y, por otro, genera una dolorosa tensión en la zona de la mandíbula, la cabeza y el cuello. Por lo tanto, este ejercicio es bueno para todos aquellos que a menudo sienten tensión en las áreas del cuerpo mencionadas.

Posición inicial

Acostado, sentado, de pie o caminando.

Ejecución

1. Trata de sentir si tus dientes se aprietan o los músculos alrededor de las articulaciones de la mandíbula están relajados. Si no estás seguro, no te preocupes, es normal. Muchas personas no son capaces de sentir cómo está la zona alrededor de las articulaciones de la mandíbula, o incluso su cuerpo en general, y ni siquiera saben cómo sería la sensación ideal. Esto confirma una vez más la tarea que realizan nuestras partes autónomas y el hecho de que en el pasado no fuera habitual enseñar a las generaciones más jóvenes a vivir siendo conscientes de su cuerpo. Sin embargo, esta tendencia está cambiando poco a poco.

2. Ahora, aumenta un poco la tensión. Aprieta los dientes ligeramente y respira lentamente. Libera esta tensión al espirar y deja que tu mandíbula inferior se relaje por completo. Repite esto hasta 5 veces dependiendo de cómo te sientas.

3. Ahora, imagina que has comprado el último grito del supermercado: un chicle sabor «Relax». Comienza a masticar imaginariamente este preciado chicle con gusto. Las mandíbulas superior e inferior deben permanecer separadas durante todo el tiempo. Para la eficacia de este ejercicio es irrelevante si mantienes los labios cerrados o no. Es solo un movimiento de masticación tridimensional muy suave que no necesariamente tiene que ser visible desde el exterior. Haz el movimiento unas veces muy pequeño y otras un poco más grande. Al principio, mastica de forma intuitiva. Observa si tu mandíbula inferior sigue la misma trayectoria una y otra vez e intenta explorar todas las direcciones posibles moviendo la mandíbula inferior hacia los lados, arriba y abajo e incluso un poco hacia adelante y atrás. Este ejercicio también provoca a menudo algún bostezo que otro, lo cual es de agradecer.

Repeticiones

De 1 a 3 veces, con una duración de entre 30 y 60 segundos cada una.

La parte física de este ejercicio ya es de por sí maravillosa, pero si llevas un tiempo practicándolo y quieres llevarlo un paso más allá, puedes reforzarlo mentalmente. Mientras masticas suavemente, deja que tu mente divague hacia cualquier cosa que haya sido un poco más difícil de asimilar últimamente, muy probablemente serán las mismas cosas que mantienen tensos los músculos de la mandíbula. Puede tratarse de personas que te hayan molestado, noticias que te hayan desagradado, o cualquier otra cosa. Tú sabes mejor que nadie qué es lo que quieres soltar con este ejercicio. Deja que los recuerdos vayan apareciendo poco a poco y procesa aquello que surja masticando suavemente y espirando de forma relajada. No olvides escupirlo después, al igual que tampoco te tragarías un chicle viejo. ¡Afuera con todo aquello que se interponga en el camino de tu salud física y mental!

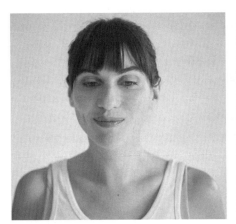 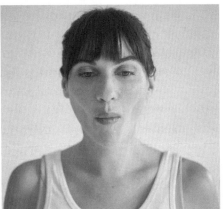

Acariciar el músculo masetero: halagando al masetero

Contexto

El músculo masetero conecta la mandíbula inferior, que corre casi verticalmente hacia arriba, con el pómulo, cuyo arco se puede sentir debajo de los ojos. Al igual que en el ejercicio anterior, estirar los músculos que utilizamos para masticar te ayudará a relajar esta zona donde a menudo se acumula mucha tensión. «Morder» o «apretar los dientes» son expresiones que están claramente relacionadas con el sistema nervioso simpático, es decir, con el patrón de lucha. Siempre que hay una sensación de inseguridad o tensión en el cuerpo, algunas personas activan este músculo, lo cual explica los problemas comunes en la articulación de la mandíbula y el dolor de muelas —además del considerable desgaste de la superficie de los dientes— para los que el dentista no es capaz de hallar ninguna causa. El zumbido en los oídos (tinnitus) también puede incluirse aquí. Desde el punto de vista de la teoría polivagal, estas son las consecuencias de la sobrecarga nerviosa permanente.

Posición inicial

Decúbito supino, sentado o de pie.

Ejecución

Coloca las manos sobre las mejillas con los dedos ligeramente separados y las yemas apuntando hacia los ojos. A medida que aprietas los dientes, siente cómo se contrae el músculo masetero. Libera la tensión y pasa suavemente las yemas de los dedos de arriba abajo por la mejilla varias veces conforme recorres el músculo. También puedes presionar ligeramente un punto del músculo con la punta de los dedos y mover la mandíbula inferior hacia arriba y abajo, y hacia adelante y atrás. Respira relajadamente y percibe las señales de regulación.

A tener en cuenta

A veces hay un dolor muy intenso en el músculo masetero. En cualquier caso, mantente dentro de los límites de tu bienestar.

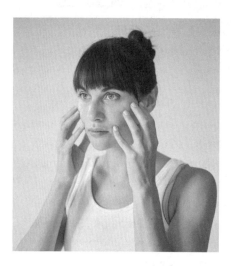
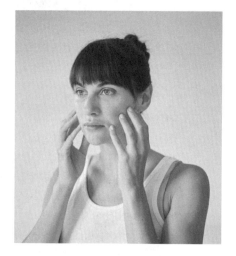

Tararear «mmm» y «aum»: pequeño masaje sonoro

Contexto

Tal y como describí en la primera parte del libro respecto a la anatomía del nervio vago (véase página 29), este juega un papel importante en la formación de la voz debido a su conexión con la laringe. Emitiendo sonidos, tarareando y cantando es posible abordar el vago y así estimular la regulación. Recuerda cómo los padres tararean instintivamente cuando mecen a un niño con dulzura. Tarareando y cantando los sonidos «mmm» y «aum» puedes alargar las espiraciones y ayudar así a la regulación a través de la respiración. De esta manera se envía una señal al cerebro de que todo está bien, se ha evitado el peligro, estás a salvo y puedes relajarte.

En un pequeño estudio publicado en 2015, científicos de la Universidad S-VYASA, en Bangalore, India, analizaron los efectos de los sonidos en el trastorno de ansiedad generalizada. En su estudio, compararon el efecto inmediato de emitir sonidos en posición supina con la posición supina silenciosa que asumió el grupo de control. Los participantes practicaron 30 minutos cada uno tan solo durante dos días consecutivos. Incluso después de este breve tiempo se pudo demostrar una reducción en los síntomas de ansiedad. Por lo general, no hace falta mucho tiempo de práctica, sino más bien el deseo de intentarlo. Lo bueno de tararear y cantar es que puedes hacerlo casi en cualquier momento y en cualquier lugar. En cuanto hayas cogido un poco de práctica, podrás sentir la suave vibración en todo tu cuerpo. Esto también ayuda a reducir la tensión en los músculos y en el sistema fascial (véase la página 143).

Posición inicial

Lo ideal es mantener una postura erguida, ya sea sentado o de pie. Si eso no funciona, puedes cantar y tararear mientras estás acostado.

Ejecución

Prueba este ejercicio de tarareo para sentir tu voz como una vibración agradable por tu cuerpo. Cuando lo practiques, concéntrate más en lo que sientes que en lo que escuchas o en lo que los demás pueden escuchar. Respira profunda y relajadamente, y empieza tarareando un sencillo «mmm» suave y prolongado. Para obtener una sensación más intensa, coloca una mano sobre tu pecho y siente el zumbido con la mano. Siente el zumbido en tu cabeza y presta atención a cómo este se propaga. Mantén una actitud lúdica y creativa.

A tener en cuenta

Si tienes mucha tensión y no has trabajado nunca con tarareos o sonidos, comienza este ejercicio con mucho cuidado. En este tipo de ejercicio, la energía ligada al cuerpo se libera muy deprisa. Al igual que sucede con muchos métodos de relajación, este es el efecto deseado, pero puede provocar un aumento muy rápido de las emociones y, por tanto, resultar abrumador. Mantente atento en todo momento.

En el masaje sonoro debes prestar atención al principio «menos es más». Después del primer «mmm», tómate un poco de tiempo y observa cómo te sientes. Si te sientes a gusto, puedes realizar de nuevo el ejercicio haciendo un breve descanso entre repetición y repetición. Deja que los sonidos surjan instintivamente, que suban y bajen, y encuentra el sonido que te resulte más agradable. No dejes de buscar, y si te apetece bostezar, hazlo sin problema. Presta atención a las sutiles señales de la regulación.

Una vez hayas explorado un poco el sonido «mmm», prueba con la sílaba «aum», una forma de la sílaba sagrada «Om». En yoga, siempre se ha considerado la sílaba primordial del universo. Deja que la sílaba fluya a través de tu universo corporal y siente la «A» especialmente en tu estómago, la «U» en tu pecho, y la «M» alrededor del cuello y la cabeza.

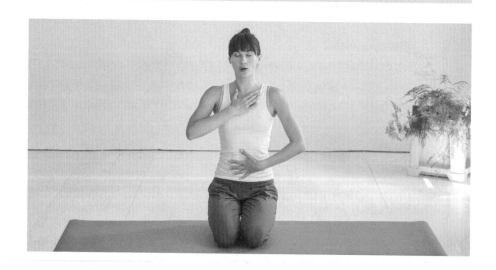

Respiración nasal por un solo orificio: limpiador nasal

Contexto

Tras pasar por las fosas nasales, el aire es aspirado por los pulmones a través de la faringe, la tráquea y los bronquios. Las infecciones y, por tanto, la congestión o los cambios estructurales en las membranas mucosas nasales pueden alterar la funcionalidad de las fosas nasales. Si el deterioro se hace crónico pueden aparecer efectos secundarios como cansancio latente o una mayor susceptibilidad al estrés. Al respirar de forma consciente por un solo orificio, este ejercicio mejora la permeabilidad de las fosas nasales y entrena el diafragma para una respiración más eficiente.

Posición inicial

Tumbado, sentado o de pie.

Ejecución

1. Si sientes la nariz congestionada, suénatela.
2. Encuentra una buena posición inicial. Sentarse o colocarse erguido permite que el pecho se expanda al máximo. Si es posible, cierra los ojos un momento o durante todo el ejercicio, e intenta mantener los labios cerrados. Siente tu nariz al respirar. Siente cómo la respiración va y viene, y relájate mientras lo haces. Deja que los hombros y toda la cintura escapular se aflojen y relaja las articulaciones temporomandibulares.
3. Tapa tu fosa nasal izquierda con el dedo índice o medio izquierdo e inspira y espira suavemente solo a través de tu fosa nasal derecha. Prueba primero si te es posible.
4. Una vez que la respiración haya fluido un poco, alarga tanto la inspiración como la espiración. Pon el foco siempre en tu bienestar, así podrás concentrarte bien en el movimiento de la respiración y no te distraerás tan fácilmente con tu entorno.

Duración

Hasta 3 minutos en cada fosa nasal.

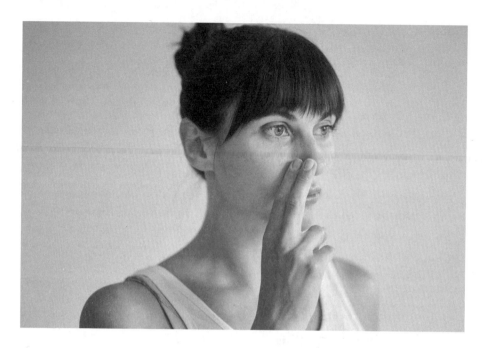

Alargamiento de las fases de respiración: manos flotantes

Contexto

Nuestro centro respiratorio está ubicado en la parte más antigua del cerebro en términos evolutivos, el tronco encefálico. Este recibe mensajes de la periferia sobre si el cuerpo está en peligro o a salvo; eso mismo es lo que queremos transmitirle con estos ejercicios. Del mismo modo que una amenaza potencial puede despertar rápidamente a nuestro sistema nervioso, también se lo puede calmar mediante una respiración lenta y consciente.

Cuando la respiración fluye suavemente, el cerebro sabe de forma automática que estamos a salvo. Además, cuando conectamos la respiración con un movimiento por lo general nos resulta más fácil concentrarnos en el aquí y el ahora.

Posición inicial

Acostado, sentado, de pie o caminando.

Ejecución

Tómate un momento para reflexionar sobre tu situación de partida. Si quieres, cierra los ojos. Inspira con calma, luego espira suavemente. Para poder sentir las fases de respiración con más claridad, piensa explícitamente con cada inspiración: «Ahora estoy inspirando», y con cada espiración: «Ahora estoy espirando». Cada vez que inspires, levanta ligeramente las manos muy despacio con las palmas hacia arriba. Nada más comiences a expulsar el aire, gira las palmas hacia abajo y déjalas caer. Repite este proceso: inspirar — levantar las manos; espirar — bajar las manos. Cuanto más tiempo practiques, más largas se irán haciendo tus respiraciones. De esta manera lograremos un movimiento de la mano suave y muy lento. Sin embargo, el foco debe estar en tu respiración. A algunas personas les resulta útil contar despacio mentalmente. Solo si te resulta de ayuda, ve contando al ritmo de los segundos. Si ves que contar te genera la necesidad de llegar cada vez lejos, no lo hagas. Detente también si ves que las manos empiezan a tomar la iniciativa. Este ejercicio consiste únicamente en alargar la inspiración y la espiración, y hacerlo lentamente. El número de repeticiones y el tipo de movimiento son irrelevantes.

Repeticiones

Yo recomiendo unas 10 repeticiones, pero mientras te resulte agradable puedes continuar todo lo que quieras.

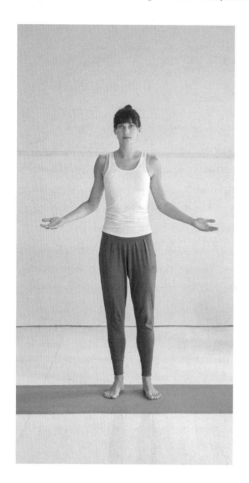
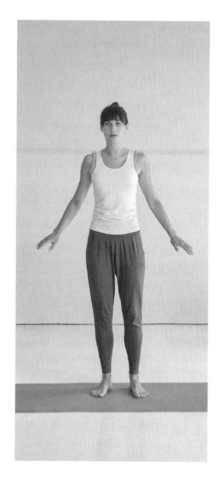

Relajado y protegido: la postura del niño

Contexto

La postura del niño es una postura de relajación de yoga muy popular que actúa rápidamente. Incluso la posición con la espalda doblada y relajada ayuda a calmar la respiración, la cual puede dirigirse hacia la parte posterior del cuerpo. Esta postura es estupenda para reducir la tensión en los músculos de la espalda, una zona donde las personas del tipo «aprendiz de todo», suelen acumular mucha tensión. Este ejercicio moviliza suavemente la gran fascia trasera. Toda la columna vertebral y todos los músculos, nervios y órganos conectados a ella se benefician. Sin embargo, no es solo el aspecto estructural lo que hace que este ejercicio sea tan útil. La postura del niño le transmite emocionalmente a nuestro cuerpo una agradable sensación de aislamiento y protección. Esto ayuda a calmar todos los sentidos, así como a asimilar el exceso de irritación.

Posición inicial

Siéntate sobre los talones o colócate a cuatro patas.

Ejecución

A la mayoría de la gente le suele resultar más tolerable empezar a cuatro patas. Por tanto, comienza en esta postura y vuelve a colocar lentamente los glúteos sobre los talones. El ejercicio no debe provocar dolor en ningún momento. Si es necesario, dobla las rodillas ligeramente hacia afuera. Si es posible, coloca el peso sobre los talones e inclina lentamente la parte superior del cuerpo hacia adelante. Coloca las manos debajo de la frente o estira los brazos hacia adelante. Otra tercera opción es que coloques las manos en el lado izquierdo y derecho de tu cuerpo de manera relajada, dando a tus hombros la oportunidad de relajarse y dejar que se hundan. Permanece en esta posición unos instantes y trata de relajarte por completo con cada espiración. Cuanto más practiques esta postura, más fácil te resultará.

Duración

Empieza con entre 20 y 30 segundos, y ve aumentando poco a poco hasta llegar a los 5 minutos.

A tener en cuenta

Practica este ejercicio con suavidad. Comienza sin ninguna clase de ambición para poder aclimatar lentamente los tobillos, glúteos y tobillos a la presión. Puedes colocar una manta debajo de los tobillos o una almohada gruesa entre la parte inferior de las piernas para sentarte. Las posibles contraindicaciones son inflamación o malestar en el abdomen, así como dolor o inflamación en los tobillos, rodillas o en la cadera.

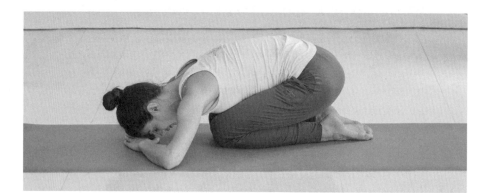

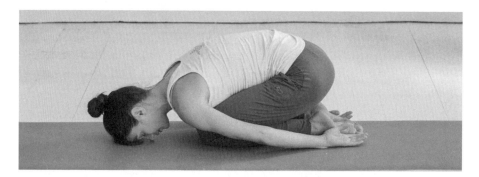

Rotación de la columna en posición supina: espiral

Contexto

Este ejercicio tiene como objetivo la regulación de la tensión de todo el sistema fascial (ver página 143). El sistema fascial se encarga de equilibrar todos los estímulos mecánicos provocados por caídas, impactos o golpes. La regulación de la tensión del sistema fascial ayuda a conservar la capacidad de tu cuerpo para autorregularse de forma autónoma. Esta es una de las razones por las que el yoga resulta tan positivo y beneficioso. La rotación suave no solo actúa sobre la fascia exterior, sino también sobre la tensión y la movilidad y, por lo tanto, afecta a la función de los órganos abdominales. Una vez se reduce la tensión, las estructuras implicadas en la respiración, el diafragma y las costillas, pueden expandirse. Esto permite una inspiración y una espiración más prolongadas. Espirar durante más tiempo, en particular, ayuda a transmitir paz y seguridad al cuerpo, y lleva al sistema nervioso al modo vago ventral. Así que trata de conseguir una espiración larga y tranquila.

Posición inicial

Échate boca arriba sobre una colchoneta de ejercicios, una alfombra o una cama.

Ejecución

1. Acuéstate boca arriba y separa los brazos. Los hombros y los brazos deben estar completamente relajados, con las palmas hacia arriba. Coloca las piernas y junta los pies. Encuentra una posición que te resulte cómoda y no te cause dolor dentro de las indicaciones dadas. Lleva ambas rodillas muy lentamente hacia la izquierda y luego despacio hacia la derecha, cada una hasta donde te resulte cómodo. Muévelas adelante y atrás muy lentamente unas cuantas veces. Siente el movimiento y percibe cómo la tensión se reduce mientras lo haces.

2. Si quieres aumentar un poco la intensidad, combina la respiración con el movimiento. Concéntrate en el momento en que ambas piernas estén más hacia la izquierda y respira suave y relajadamente hacia el lado derecho del torso. Siente cómo tu caja torácica se ensancha al inspirar y cómo tu vientre se abulta un poco hacia un lado. Al espirar, mueve las piernas hacia la derecha. Una vez allí, inspira hacia el costado izquierdo

y cambia de lado a lo largo de la espiración. Puedes repetir esto tantas veces como quieras, haz caso a tu instinto mientras realizas el ejercicio. Si deseas aumentar todavía más la intensidad, gira suavemente la cabeza hacia el lado opuesto; ten cuidado, hazlo suavemente y no seas brusco. Debes entender que se trata de regular, no de agotarse a través del ejercicio. Puede que te den ganas de bostezar durante este ejercicio. Permítete sentirte cómodo con este signo de regulación. Los ojos llorosos, la nariz que moquea, un gorgoteo placentero en el vientre o una sensación interna de satisfacción indican que vas por el buen camino. Disfruta de él y luego haz un breve descanso. Después del ejercicio, simplemente, quédate tumbado durante un rato.

A tener en cuenta

Si tienes una hernia de disco aguda o la columna vertebral afectada por osteoporosis, o si estás embarazada, no debes forzar las rotaciones bajo ninguna circunstancia. En nuestro día a día muchas veces debemos girar la espalda, y este movimiento es en sí mismo bastante natural. Por regla general, para ello siempre hace falta que haya una buena estabilización muscular. Desgraciadamente, practicar en una posición relajada puede fomentar la inestabilidad preexistente. Si esto te afecta, habla con tu médico al respecto.

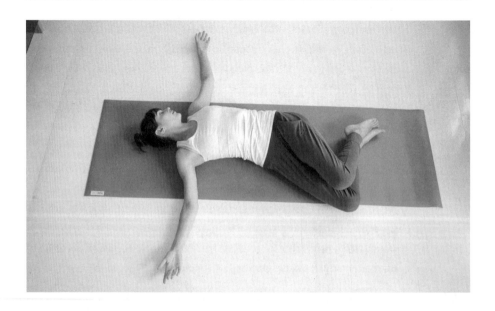

Girar las extremidades suavemente: hiperflexión

Contexto

Este ejercicio se utiliza para conseguir una relajación general, así como una mejor circulación sanguínea en todo el cuerpo. El complejo trabajo sobre el tejido conectivo sumado a la respiración te proporciona un agradable impulso para relajarte. Este ejercicio es especialmente bueno para liberar tensiones y bloqueos moderados y leves en las extremidades relacionados con accidentes. Con frecuencia no somos conscientes de estas irritaciones menores, pero cualquier limitación de movimientos, por pequeña que sea, debe ser compensada por el cuerpo, la mayoría de las veces a costa de otras estructuras. El tejido conjuntivo de las extremidades y la cabeza se masajea y relaja por medio de movimientos rotatorios suaves y delicados. El movimiento simétrico te ayuda a percibir las diferencias entre tu lado derecho e izquierdo. Este ejercicio es algo complejo y seguramente necesitarás un tiempo para acostumbrarte.

Posición inicial

Túmbate boca arriba sobre una superficie firme (por ejemplo, una esterilla de yoga).

Ejecución

1. Acuéstate boca arriba y observa si puedes hacer esto sin dolor. La cabeza descansa relajada en posición intermedia, la respiración fluye con calma y naturalidad. Estira los brazos hacia los lados en un ángulo de unos 45° con las palmas hacia arriba. Separa las piernas de modo que cuando gires los pies hacia adentro, los pulgares de estos se toquen.
2. Deja las piernas muertas y relájate un momento. Conecta con tu respiración. Al inspirar, siente cómo la respiración abomba suavemente tu estómago y expande tu pecho. A continuación, siente igualmente cómo sale el aire y la pared abdominal se hunde. Mantén esta observación durante algunas respiraciones. En una de las próximas inspiraciones, gira los brazos hacia afuera todo lo que puedas mientras los mantienes sobre el suelo todo el tiempo. Al espirar, gira los brazos hacia adentro tanto como puedas, manteniéndolos relajados y estirados

sobre el suelo todo el tiempo. Al inspirar, gira los brazos hacia afuera. Al espirar, gira los brazos hacia adentro. Disfruta del ritmo de tu respiración. Siente este suave y ondulante movimiento. Presta atención a la diferencia entre izquierda y derecha y, a medida que continúas, intenta corregir el desequilibrio de tensión a través del movimiento.

3. Mueve las piernas de la misma manera que los brazos. Mientras inspiras, separa las piernas estiradas tanto como te sea posible. Cuando comiences la espiración, gíralas hacia adentro todo lo que puedas. Los pulgares de los pies solo deben tocarse mínimamente para que el movimiento provoque la máxima rotación de la cadera. Al inspirar, gira los brazos y las piernas hacia afuera tanto como te sea posible. Al espirar, gira los brazos y las piernas hacia adentro todo lo que puedas. Continúa rotando, siguiendo el ritmo de tu respiración durante un rato mientras te resulte cómodo.

4. Cuando los brazos y las piernas hayan alcanzado un ritmo fluido, añade un movimiento de rotación a la cabeza. Ahora, al inspirar, los brazos y las piernas giran hacia afuera, y la cabeza hacia la derecha. Al espirar, los brazos y las piernas giran hacia adentro, y la cabeza hacia la izquierda. Deja que la cabeza ruede suavemente por el suelo, levantarla crearía una tensión innecesaria en el cuello. Permanece atento a todo tu cuerpo durante el ejercicio. Percibe cada pequeño cambio. Cada milímetro te acercará un paso más a tu bienestar y, por tanto, a tu salud.

Duración

Este ejercicio mejora con cada repetición. Rueda entre 20 y 30 veces o más. Con una frecuencia respiratoria normal y, por lo tanto, unas 12 o 15 respiraciones por minuto, estarás en acción durante varios minutos. Disfruta de este tiempo y no pienses en tener que trabajar en un ejercicio conforme a un plan. Más bien, se trata de sentir cómo tu cuerpo se regula a sí mismo.

A tener en cuenta

Si experimentas dolor durante este ejercicio y notas que va a más, interrúmpelo. Si tienes una hernia discal aguda en la columna cervical o si tienes osteoporosis grave, no gires la cabeza y déjala relajada en una posición intermedia.

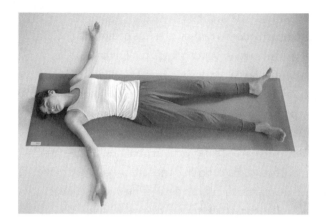

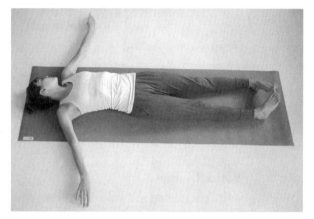

La meditación con signo positivo: respiración más meditación

Contexto

El siguiente ejercicio es un poco complicado; se puede hacer por separado, pero probablemente funcionará mejor si ya has practicado algunos de los ejercicios anteriores. La meditación del signo más combina un mudra de manos entrelazadas, como gesto protector, con la respiración y el movimiento de los ojos. Esto ayuda a activar el vago ventral. Me gustaría compartir algo contigo para motivarte más. Un estudio publicado en 2014 examinó los efectos de la meditación basada en la respiración. Se trataba de demostrar que ciertos ejercicios de respiración pueden reducir el estrés postraumático. Un grupo de investigación estadounidense, encabezado por Emma Seppälä, de la facultad de Medicina de la Universidad de Stanford, en California, invitó a participar en el estudio a sujetos diagnosticados con TEPT (véase página 75 en adelante). Todos los participantes eran veteranos de guerra que habían estado en Afganistán o Irak. Los métodos convencionales, como la medicación y la psicoterapia, ya no servían de nada y apenas podían recuperarse de todo lo que habían vivido. Por eso buscaron opciones alternativas. De modo que realizaron tres horas de práctica a lo largo de siete días consecutivos.

Mientras el grupo activo practicaba ciertos ejercicios de respiración y estiramientos, el grupo de control permanecía a la espera sin hacer nada. Antes y después de la intervención, los participantes completaron un cuestionario que se repitió después de un mes y, de nuevo, al cabo de un año. Resultó que, en el grupo activo, la sobreexcitación del sistema nervioso había disminuido significativamente gracias a los ejercicios. Del mismo modo, los veteranos de este grupo experimentaron una ansiedad mucho menor. Además, el alivio de los síntomas postraumáticos era visible un año después del estudio. Así pues, los beneficios de la práctica regular parecen evidentes.

Posición inicial

Sentado, acostado o de pie; preferiblemente sentado.

Ejecución

1. Entrelaza los dedos y apóyalos sin apretar sobre los muslos o el estómago. Las puntas de los pulgares deben tocarse con una suave presión. Cierra los ojos. Tómate un momento y siente cómo tu cuerpo se asienta en la posición y se relaja un poco. Visualiza un gran signo más en tu ojo interior. El centro de este signo está a cierta distancia frente a la punta de tu nariz. A continuación, observa ese centro.

2. Inspira y presiona las yemas de los pulgares un poco más fuerte durante la inspiración. Espira lentamente, liberando la presión de tus pulgares y mirando hacia la izquierda con los ojos cerrados. Una vez completes la espiración, vuelve a llevar la vista al centro del signo más.

3. Tan pronto como comiences de nuevo a inspirar, vuelve a juntar las yemas de los pulgares. Espira y libera la presión de los pulgares; deja que tu mirada se deslice suavemente por la parte inferior del signo más. Luego, dirige la vista de nuevo al centro.

4. Inspira, manteniendo los pulgares juntos. Espira, liberando la presión de los pulgares, y mueve los ojos suavemente hacia la derecha. Cuando termines de expulsar el aire, regresa al centro del signo más como has hecho anteriormente.

5. Vuelve a inspirar y junta los pulgares; espira, liberando la presión de los pulgares, y mueve suavemente los ojos hacia arriba por el extremo superior del signo más. Espira y vuelve al centro.

Repeticiones

3 rondas completas, es decir, inspirando y espirando 12 veces en total.

A tener en cuenta

Si te mareas o tienes náuseas, comienza solo presionando con el pulgar y respirando. Conforme vayas realizando este ejercicio con más frecuencia, podrás sentir mejor las pausas después de inspirar y espirar. Incluye este descanso como parte de tu bienestar.

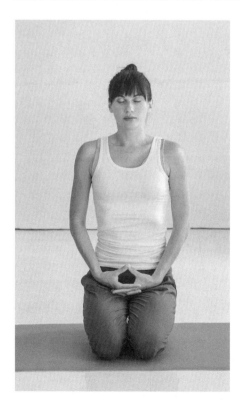
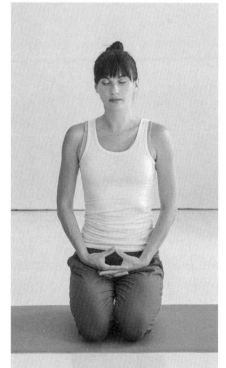

Consideraciones finales para todos los ejercicios de relajación

Los seres humanos somos seres ambiciosos. La obsesión con llegar «más rápido, más alto, más lejos», así como la idea del crecimiento eterno siguen siendo, pese a todas las tendencias contrarias, modelos poderosos en nuestra sociedad que desde hace mucho tiempo han provocado graves problemas y desequilibrios. Con mis palabras, me gustaría animarte a repensar y reducir la velocidad. A la larga, nosotros, como sociedad, no podemos permitirnos el lujo de gestionar las enfermedades y dejar alegremente que las reacciones a veces destructivas de nuestro sistema nervioso campen libremente a sus anchas. De modo que refrena tu ambición, esfuérzate por tener una capacidad saludable de regulación y trata de prestar más atención a las señales de tu cuerpo durante los ejercicios. Reconoce también los momentos en los que el cuerpo está comenzando el proceso de regulación. En el caso de los ejercicios de relajación pueden ser los bostezos que hemos mencionado tantas veces. También las lágrimas, la secreción nasal, el llanto espontáneo, los suspiros, las risas, la sensación de felicidad, los gorgoteos en el estómago o el aumento de la salivación forman parte de este proceso de regulación.

3
Ejercicios estimulantes y revigorizantes para evitar el apagado (*shutdown*)

Los ejercicios de esta sección sirven para salir activamente de la parálisis y el letargo provocados por el *shutdown* y poder volver a actuar. Los efectos generales de los ejercicios mencionados aquí son los siguientes:

- Mejoran la circulación de la sangre y la linfa, y aseguran así un mejor funcionamiento de órganos, nervios y músculos.
- La respiración se vuelve más profunda, mejorando así el suministro de oxígeno al cuerpo. Al mismo tiempo, aumenta la expulsión de CO_2.
- Activan y relajan los músculos y las articulaciones, lo que conduce a una sensación corporal más placentera. La reacción física y el seguimiento de la misma mejoran la percepción del propio cuerpo.
- Fortalecen la conciencia y, por lo tanto, la confianza en el propio cuerpo, que puede así regenerarse paso a paso y restaurar su funcionamiento normal.

Juntar los pulgares de los pies: el tambor del pie

Contexto

Hay muchos ritmos que determinan nuestra forma de vida y son extremadamente importantes para la salud. En la actualidad, existe incluso una rama de investigación que se ocupa de esto: la cronobiología. Vivimos y nos movemos al ritmo del día y de la noche, sentimos nuestro pulso, conocemos nuestro ritmo de respiración, las mujeres estamos sujetas al ciclo menstrual, y todos conocemos la peristalsis, los movimientos intestinales. Por tanto, resulta perfectamente lógico utilizar movimientos rítmicos para volver a conectar con los ciclos vitales y recordárselos al cuerpo. Los movimientos rítmicos combinados con el golpeteo de los pulgares de los pies activan nuestra circulación, nos aportan presencia y nos despiertan. Concretamente, al juntar los pulgares de los pies, nos dirigimos a la región que, según la terapia de reflexología podal, representa a la cabeza y, por lo tanto, el cerebro. Cualquier actividad que hagamos está influenciada, de algún modo, por el cerebro. En mi opinión, este golpeteo de los pulgares de los pies ayuda a que nos despertemos y activemos suavemente, así como a equilibrar nuestro centro de control cerebral.

Posición inicial

Acuéstate boca arriba o siéntate con las piernas relajadas.

Ejecución

Comienza a golpear suave, pero rítmicamente, los pulgares de los pies entre sí. Si te resulta incómodo hacer esto, simplemente frótalos uno con otro. Mientras haces esto, mantente conectado con tu respiración. No hay límite de tiempo, haz este ejercicio al ritmo que te resulte más agradable y durante el tiempo que desees, tal vez alrededor de entre 20 y 30 segundos al principio. Si quieres hacer un breve descanso cuando lleves la mitad, está bien. Usa los descansos para percibir los pequeños cambios que se producen en tu cuerpo.

Repeticiones

Al menos 1 serie, varias veces al día si es necesario, y con la frecuencia que te resulte más cómoda.

A tener en cuenta: si tienes dolor en las articulaciones de los dedos de los pies debido a una enfermedad, golpea con mucho cuidado, de modo que el movimiento te resulte totalmente cómodo. Alternativamente, puedes frotar los pulgares de los pies. Si tienes heridas abiertas o llagas en los pies, no hagas el golpeteo; espera a que las heridas cicatricen.

El impulso más importante de este ejercicio es este: simplemente, empieza; simplemente, hazlo; cuando y donde quieras, con la frecuencia y durante el tiempo que quieras. Lo más importante de este ejercicio es que lo hagas, sobre todo si tu sistema nervioso está bajo de energía, es decir, en modo vago dorsal, y preferirías no tener que levantarte siquiera de la cama. Date un empujón, por así decirlo, con este suave ejercicio. Hagas lo que hagas, siempre es lo correcto. Puedes variar la posición de las piernas. Siente esta pequeña y medida fuerza durante el ejercicio. Ella es tu fuerza. Tal vez, con el tiempo, incluso puedas descubrir dónde se origina este poder en tu interior. Cada vez que dejes de golpear los pulgares, siente la ligera vibración en tus pies y piernas, así como en el resto de tu cuerpo.

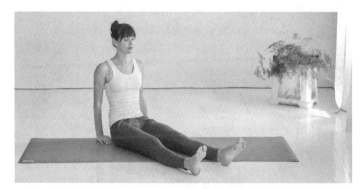

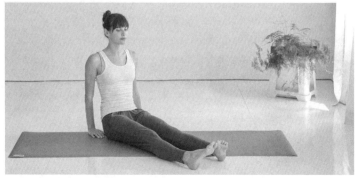

Activar suavemente la pelvis: balanceo energético

Contexto

Mientras las enseñanzas del yoga hablan de la energía vital Kundalini, que se eleva en espiral por la columna vertebral desde la pelvis, la osteopatía se centra en lograr una pelvis ósea y orgánica que funcione bien. Además de la salud de los órganos abdominales, esto es especialmente importante para una interacción equilibrada del cuerpo. Si consideramos la pelvis como el centro de toda vida, el lugar donde comienza la vida, entonces tiene sentido activar suavemente la movilidad de esta región. Nuestro cuerpo se mueve constantemente a través de ritmos. Por un lado, al igual que en el ejercicio anterior, es importante recordar esto y, por otro, se trata de movilizar y equilibrar la pelvis como base para el buen funcionamiento del cuerpo en su conjunto.

En términos arquitectónicos, se diría que los cimientos deben ser firmes para que la casa se levante estable hasta el tejado. Se trata de la interacción armoniosa de todas las estructuras entre la pelvis y la cabeza. El balanceo rítmico y los círculos tienen un efecto de activación suave, a la vez que relajante. Si tienes oportunidad, observa a los niños pequeños y a las personas mayores, o incluso a personas que estén muy excitadas, y verás movimientos de balanceo instintivos aquí y allá. Quizás nuestro cerebro recuerda un ritmo que experimentamos en el útero, o algún juego de la infancia. El movimiento rotatorio, así como la aceleración, la desaceleración y la inversión del movimiento equilibran el sistema nervioso. Todo esto sucede estimulando el órgano del equilibrio en el oído interno. Es sorprendente la variedad de efectos que puede tener un movimiento tan simple. Así que ahora, vamos a balancearnos un poco.

Momento

En casos de bloqueos en casa, en el trabajo o donde sea, por la mañana o en cualquier otro momento en el que se haya producido un bloqueo sistémico.

Posición inicial

Con las piernas cruzadas, a horcajadas o en cualquier otra posición sentado, también en una silla.

Ejecución

1. Siéntate cómodamente; si quieres cierra los ojos. Al mover la parte superior del cuerpo, lleva suavemente tu peso de lado a lado, balanceándote de izquierda a derecha. Haz los movimientos de forma espontánea, deja que se asienten en tu cuerpo y elige un ritmo que te haga sentir bien. Permanece en este movimiento de ida y vuelta durante aproximadamente 1 minuto. Mientras haces esto, observa cómo todas las articulaciones, todas las áreas del cuerpo, están involucradas en el movimiento. Deja que se desarrolle un movimiento relajado en todo tu cuerpo y sigue todos los impulsos de moverte que surjan durante el ejercicio. También puedes girar los hombros o mover la columna cervical hacia adelante y hacia atrás. Realiza un suave movimiento de balanceo. A veces, es posible que uno de los glúteos se separe del asiento; eso es bueno. Si luego deseas asociar el movimiento con un pensamiento, piensa en «yo» cuando te inclines hacia la izquierda y «puedo» cuando lo hagas hacia la derecha. Balancéate al ritmo de «yo puedo». A continuación, haz un descanso y percibe los pequeños cambios que se hayan producido en tu cuerpo. Es posible que desees bostezar o estirarte vigorosamente.

2. En una segunda ronda, balancéate hacia adelante y atrás de forma relajada, siguiendo todos tus impulsos físicos.

3. Deja que la parte superior del cuerpo y la pelvis giren de manera relajada y que el movimiento fluya hacia el exterior. Puedes colocar las manos sobre los muslos o ponerlas suavemente encima de las rodillas para apoyarte. Todo es correcto, incluso si cambias la dirección de la rotación después de cada ronda. Confía en tu cuerpo. Si también deseas asociar este movimiento a un pensamiento, di la frase «yo estoy en movimiento». Puedes asignar una palabra a cada dirección, algo así como: atrás — yo; delante — estoy; izquierda — en; derecha — movimiento. Probablemente, ya lo habrás adivinado; si se te ocurre alguna frase mejor, úsala. Todo es correcto. Lo importante es que hagas el movimiento. No te limites por la complejidad. Tan solo hazlo, balancéate.

A tener en cuenta

Practica este ejercicio únicamente si no experimentas dolor. Si tienes una hernia de disco aguda, este ejercicio no es adecuado para ti. Además, antes de realizarlo, asegúrate de que el entorno esté despejado para no tropezar con nada mientras te mueves intuitivamente. Cuando practiques, no te inclines demasiado hacia los lados, para evitar caerte.

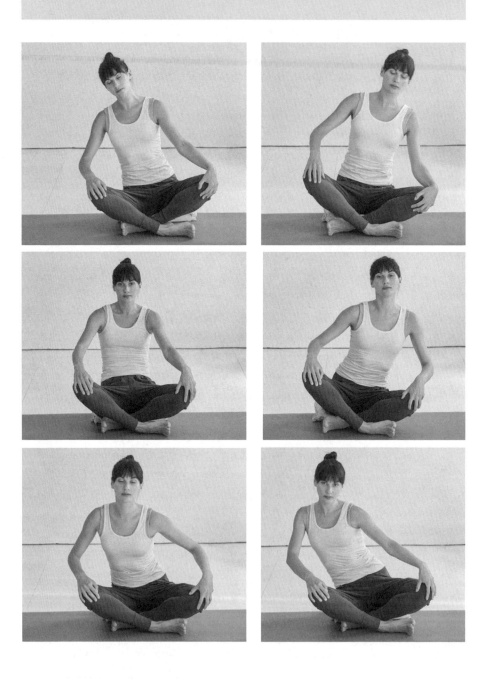

Energía para todo el cuerpo: sacúdelo todo

Contexto

Al igual que los dos ejercicios anteriores, este ejercicio activa tu cuerpo de una forma suave y poderosa; te despierta y te saca del bloqueo, y te lleva a una presencia clara con bastante rapidez.

Posición inicial

De pie, con los pies ligeramente separados.

Ejecución

1. Agita la mano derecha en todas las direcciones posibles. Al hacerlo, involucra a todo el brazo derecho. Muévelo ligeramente hacia adelante, hacia arriba, hacia un lado y sobre tu cabeza. Mueve el brazo a cualquier lugar que puedas siempre que no te cause dolor, sacudiendo la mano y el brazo todo el tiempo.

2. Al cabo de aproximadamente 1 minuto, haz una pausa y deja que el brazo cuelgue suelto. Cuando estés estable, cierra los ojos y siente lo que ha cambiado en tu cuerpo.

3. Agita la mano y el brazo izquierdos de forma análoga a la mano derecha y vuelve a cerrar los ojos después de aproximadamente 1 minuto para percibir los cambios.

4. Agita el pie derecho. Si ves que el equilibrio es un poco inestable, naturalmente, puedes agarrarte o sujetarte a algo. Sacude el pie y luego incorpora toda la pierna al movimiento. Mueve la pierna hacia adelante, hacia los lados y hacia atrás.

5. Haz una breve pausa y reflexiona sobre lo que ha cambiado.

6. Agita el pie y la pierna izquierdos de la misma manera y luego haz una breve pausa.

7. Si te resulta agradable, sacude todo el cuerpo. Siéntete completamente libre, deja que el movimiento se extienda instintivamente por todas las partes del cuerpo. Algunas personas pueden doblarse ligeramente hacia adelante. Todo lo que sea bueno para ti está permitido.

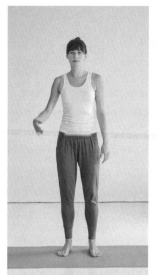 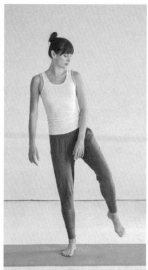 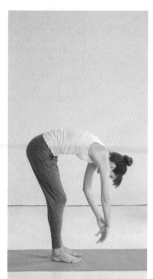

Lanzar la pelota y aplaudir: circo, circo

Contexto

Este es un ejercicio sencillo que tal vez recuerdes de las clases de educación física en el colegio. En cuestión de segundos, atrae tu atención hacia el presente al tiempo que estimula tu circulación. La fascinación por las pelotas parece algo casi innato en todos nosotros. Correr detrás de un objeto en movimiento, atraparlo o, simplemente, fallar en el intento, estimula automáticamente nuestra voluntad y hace que nuestros músculos se tensen a la velocidad del rayo moviéndose de forma coordinada. No importa si estamos quietos lanzando una pelota o corriendo por el campo detrás de un balón de fútbol. Nos involucramos en una pequeña pelea lúdica y de esta forma le damos al sistema nervioso un impulso hacia el sistema nervioso simpático; una forma lúdica de librarnos de la rigidez. Es posible incluso que se te dibuje una sonrisa en la cara o sueltes algún grito de júbilo. Eso significa que ya somos expertos en saltar directamente al modo vago ventral. Dicho sea de paso, este ejercicio, a través del pequeño éxito de atrapar la pelota, refuerza nuestra autosuficiencia, la sensación de que somos capaces de lograr cosas. Las palmadas aceleradas suponen un fuerte estímulo y anclan tu conciencia en el aquí y el ahora. Lo único que necesitas para este ejercicio es una pelota de cualquier tipo; puede ser una pelota de tenis, una pelota de goma, una pelota hecha con papel de periódico arrugado o una pelota hecha con calcetines doblados.

Posición inicial

Posición dinámica, preferiblemente al aire libre.

Ejecución

Lanza tu pelota hacia arriba delante de ti. Tan pronto como la sueltes, comienza a aplaudir. El objetivo, por supuesto, es que la pelota no toque el suelo. ¿Cuántas palmadas eres capaz de dar antes de cogerla de nuevo? El objetivo es dar tantas palmadas como puedas. Resulta más divertido si lo haces al aire libre y puedes lanzar la pelota cada vez más alto.

A tener en cuenta

Si tienes mareos o tu columna cervical sufre con los movimientos rápidos de la cabeza, este ejercicio no es adecuado para ti. Aplaudir varias veces sin lanzar una pelota también puede resultar estimulante.

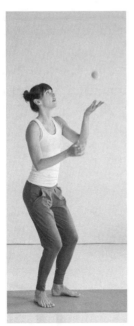
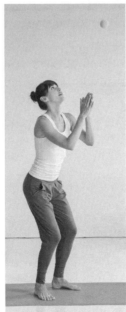

Espira y ¡zas!: golpe de energía

Contexto

Esta serie de varios «zas» pronunciados con vigor sirve para activar la circulación, estimular tus pulmones para que se llenen de aire y permitirte la ocasión de expulsar de forma simbólica cosas emocionalmente dolorosas durante el movimiento. Este ejercicio resulta especialmente útil cuando deseas comenzar algo, pero no te atreves a hacerlo. También es una preparación maravillosa antes de una negociación, una conferencia o algo similar.

Posición inicial

A horcajadas, mejor en el exterior con aire fresco.

Ejecución

Simplemente, acomódate en la posición y siente cómo tu respiración va y viene. Al inspirar, levanta los brazos hacia adelante; al espirar, suelta un «¡zas!» realmente poderoso, dejando que tus brazos se balanceen hacia abajo y haciendo una ligera sentadilla. Procura que el movimiento sea suave, pero poderoso.

Repeticiones

Respira y balancéate entre 5 y 10 veces, y siéntete cada vez más motivado para hacer que el «¡zas!» suene más fuerte y convincente. Siente tu estómago, de dónde procede la potencia del sonido. Siente también cómo tu cara expresa este sonido. Tal vez se dibuja una sonrisa a medida que avanzan las repeticiones.

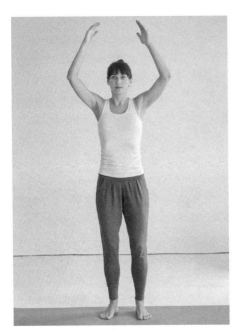 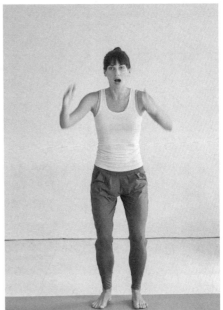

Rotación de la columna torácica en bipedestación: torbellino

Contexto

Además de activar la circulación, este ejercicio tiene como principal objetivo el de movilizar la columna torácica. El cordón nervioso del sistema nervioso simpático discurre a la izquierda y a la derecha de este. Su función mejora con la relajación a través de este ejercicio.

Posición inicial

De pie, con los pies separados a la altura de las caderas y las rodillas ligeramente flexionadas.

Ejecución

1. Comienza con una rotación suave y ligeramente amplia de la parte superior del cuerpo. Los brazos cuelgan relajados a izquierda y derecha. La rotación dinámica hace que los brazos se balanceen por sí solos.

Toca la cadera o el glúteo opuesto con una suave palmada. Puedes mover la cabeza, pero si te mareas, mantén la cabeza en posición intermedia (véanse las fotos en la página 181). Muévete entre 1 y 3 minutos, dependiendo de cómo te encuentres, sin perder la conexión con tu respiración. Después, haz un breve descanso y trata de percibir los pequeños cambios que aparecen: la respiración cambia, el cuerpo experimenta un leve calentamiento y la mente se ilumina.

2. Cuando la columna se haya calentado un poco y se haya acostumbrado al movimiento, dobla los brazos por los codos en ángulo recto. Ahora, deja que la amplitud de la rotación aumente un poco. Si es posible, siéntete libre de mover la cabeza, pero lo mismo sucede aquí, si no te resulta agradable, deja la cabeza en posición intermedia. En esta posición de brazos, imagina como si estuvieras usando los codos para empujar globos hacia atrás. Esto genera un ligero aumento en el impulso, lo cual tiene un efecto positivo en la movilización.

3. Cruza los brazos sobre el pecho mientras rotas. Ahora el movimiento debería ser mucho más pequeño, pero mucho más rápido. Practica esto entre 1 y 3 minutos, dependiendo de cómo te sientas. Mantente conectado con la respiración durante las tres fases.

A tener en cuenta

La rotación de la columna nunca debe causar dolor. A veces, se puede sentir un ligero ruido o una leve sensación de roce detrás del esternón. Esto ocurre sobre todo cuando el cuerpo está bastante tenso, pero lo normal es que disminuya al cabo de algunas repeticiones.

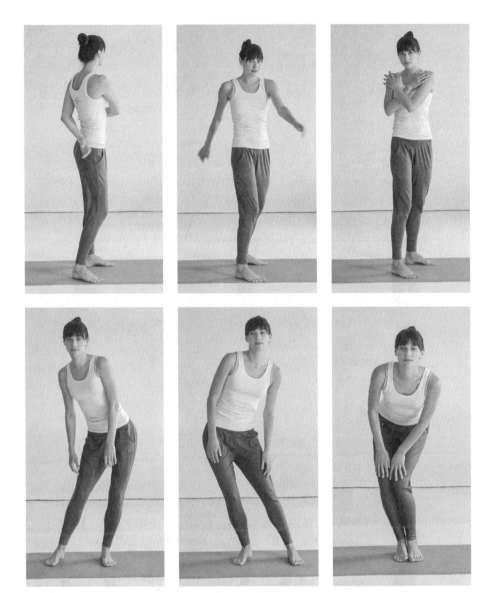

Movilización desde el exterior hasta la cabeza: agitar todo el cuerpo

Contexto

Este ejercicio involucra a todo el cuerpo en seis fases y tiene como objetivo la sinergia de las estructuras situadas horizontalmente en el cuerpo, las cuales la osteopatía denomina diafragma. Además de la conocida placa musculotendinosa situada entre el tórax y el abdomen, se trata de las plantas de los pies, el hueco de las rodillas, el suelo pélvico, la cintura escapular y una estructura transversal en el cráneo. Los movimientos dinámicos equilibran las diferencias de tensión en estas estructuras y dirigen la atención hacia uno mismo. Esta movilización, que comienza en la planta de los pies, estimula la circulación, mueve las articulaciones, mejora la circulación sanguínea por todo el cuerpo y nos lleva al aquí y al ahora. ¡Un ejercicio perfecto para practicar a diario!

Posición inicial

De pie, con las rodillas ligeramente flexionadas.

Ejecución

1. Encuentra una postura estable con los pies separados a la altura de las caderas. Concéntrate en los pies y traza suaves círculos. Lleva el peso hacia el borde izquierdo de los pies, luego hacia los dedos de los pies; a continuación hacia el borde derecho de los pies, luego hacia los talones... ve haciendo círculos. Las rodillas, las caderas y la parte superior del cuerpo pueden moverse, pero se trata de los pies. Observa las diferencias entre el lado derecho e izquierdo.

   Realiza los círculos, varía el movimiento y siente cómo el contacto disminuye y aumenta brevemente. Haz círculos entre 1 y 2 minutos y luego, de pie, siente durante un momento. Puede que sientas una pequeña vibración o un cambio de temperatura, y también puede que te sientas un poco más despierto.

2. Coloca los pies juntos y dobla ligeramente las rodillas, trata de mantener la espalda recta (véase la foto anterior). Coloca las manos sobre las rodillas y gira ambas rodillas en la misma dirección, y luego en direcciones opuestas. Encuentra un movimiento armonioso y cómodo y varía

el diámetro del círculo. Después, haz un breve descanso y siente cómo tu respiración se hace más profunda. Durante el descanso, deja que la respiración fluya libremente y siente si quieres suspirar o bostezar.

3. Coloca los pies separados a la altura de las caderas. Sin doblar las rodillas, deja que la pelvis gire, primero en un sentido y luego en el otro. Esta fase corresponde al ejercicio «rotación de la columna torácica en bipedestación». Permanece en una posición ligeramente a horcajadas, con los brazos colgando relajados. Inclina la parte superior del cuerpo hacia adelante y hacia atrás, balanceando los brazos al mismo tiempo.

4. Permanece en una posición relajada y cómoda, y deja que los hombros giren alternativamente de forma suave y ligera, con los brazos colgando relajados. Deja que el movimiento se desarrolle libremente y en todas direcciones, y permanece en una esfera totalmente libre de tensión, ya que la cintura escapular a menudo está tensa. Realiza movimientos extremadamente suaves con los hombros para no aumentar la tensión. Algunos pacientes me enseñan cómo giran los hombros mientras practican en casa o en la oficina. La mayoría de la gente tensa la cintura escapular o tira de ella hacia arriba. Esto aumenta la tensión y el dolor. Nuestros ejercicios tienen como objetivo la regulación del sistema nervioso. Por lo tanto, si te entran ganas de bostezar o suspirar significa que el movimiento es perfecto; la respiración se vuelve a regular y, sobre todo, te sientes bien después.

5. Con los dedos de ambas manos, toma ambas orejas y masajéalas suavemente tirando de ellas hacia afuera. Sujétalas un poquito y sube por el borde de la oreja, amasando ligeramente y tirando del lóbulo.

A tener en cuenta: si tienes problemas en los pies, las rodillas o la cadera, comienza con movimientos pequeños, pero armoniosos, para que siempre te resulte agradable.

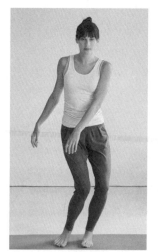
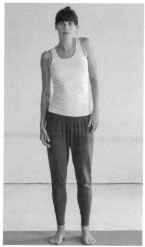
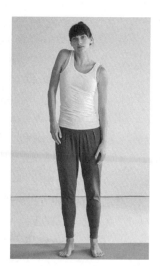

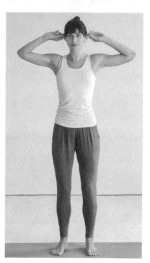
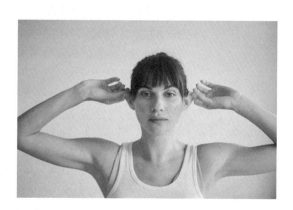

Golpeando brazos y piernas: maestro pájaro carpintero

Contexto

Los impulsos generados por el golpeteo te activan y te ayudan a estar más presente. Los más eficaces son los movimientos rápidos y rítmicos, así como consistentes, tal y como hace el pájaro carpintero. Una vez que el pájaro carpintero localiza un gusano detrás de la corteza del árbol, no lo suelta. Esta imagen puede ayudarte a mantenerte centrado en lo que debes hacer. A continuación, te daré un esquema aproximado del proceso, pero básicamente se trata de ir golpeando suavemente las extremidades de abajo hacia arriba y luego prestar atención a las sensaciones. No golpees con los nudillos, sino con el dedo índice y el medio.

Momento

Puedes practicar este ejercicio en cualquier momento y siempre que sepas que tienes una tarea por hacer, pero te veas incapaz de comenzar. Este ejercicio puede servir para darte un impulso, motivarte o estimularte, y puedes hacerlo nada más levantarte, después de comer a mediodía o en momentos en los que te encuentres cansado.

Posición inicial

Tumbado, sentado o de pie.

Ejecución

1. Usando el dedo índice y el medio de la mano izquierda, golpea suavemente la parte superior y exterior de tu brazo derecho mientras lo mantienes estirado. Hazlo con relativa rapidez, unas 10 veces, comenzando por el dorso de la mano derecha y subiendo hasta el hombro.
2. Toca la parte inferior y la parte interior del brazo derecho 10 veces, comenzando desde la palma de la mano derecha y subiendo hasta la axila derecha.
3. Deja que ambos brazos cuelguen relajados o acuéstate y siente brevemente los primeros impulsos provocados por este golpeteo. Sobre todo, siente la diferencia entre el brazo derecho y el izquierdo.
4. Repite el proceso en el otro lado. Ahora, la mano derecha toca primero la parte superior y luego la parte inferior del brazo izquierdo.
5. Tómate un momento para sentir. Siente la ligera activación, es posible que notes un ligero hormigueo o vibración.
6. Golpea suavemente la pierna derecha con ambas manos. Comienza por la parte superior del pie, hasta donde pueda alcanzarlo con comodidad, y golpea rápidamente, subiendo poco a poco hacia la cadera derecha, unas 10 veces; realiza esto un total de 3 veces. Inmediatamente después, en la medida de lo posible, golpea suavemente la parte pos-

terior de la pierna derecha de la misma manera, si es posible con una sola mano. Si practicas acostado, es posible que solo llegues hasta los muslos. No pasa nada si solo golpeas desde el muslo hasta la ingle.

7. Siente y escucha el hormigueo o la vibración nuevamente. Imagina vívidamente cómo tu sangre reactiva tus brazos y piernas. Necesitas esto para volver a ponerte en marcha.

8. En el último paso, golpea suavemente la pierna izquierda. Ve subiendo hasta la cintura golpeando 10 veces por delante y realiza 3 repeticiones. A continuación, haz lo mismo en la parte posterior.

9. Al final del ejercicio, vuelve a sentir y retoma el primer impulso que surge ahora. ¿Qué motivación puedes percibir? ¿Qué deseas hacer en este momento?

A tener en cuenta

Golpea solamente aquellas zonas del cuerpo donde te resulte agradable. Asegúrate de evitar las zonas dolorosas.

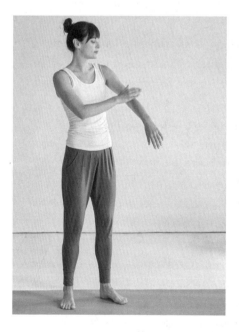
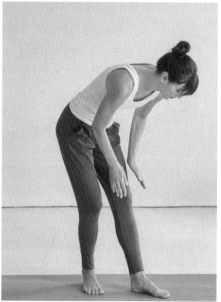

Motivación de boxeo: ¡yo puedo!

Contexto

Se trata de darle ritmo y activar la respiración, pero también de desarrollar confianza en tus propias habilidades. Un desencadenante consciente o inconsciente puede socavar rápidamente nuestra autoestima y, por lo tanto, nuestra vitalidad. No importa cuál haya sido el desencadenante, recuerda que, probablemente, solo esté activando experiencias pasadas en tu cerebro. Hoy ya eres un adulto, estás en buenas condiciones físicas y preparado para seguir con tu vida. Esto forma parte del lema «¡Yo puedo!».

Posición inicial

De pie.

Ejecución

Colócate en una posición estable y activa. Al inspirar, deja los brazos colgando relajadamente. Imagínate absorbiendo energía y respirando a través de las yemas de los dedos. Al espirar, aprieta ambos puños y golpea hacia adelante alternativamente. Con cada puñetazo al aire, di las palabras «¡Yo puedo!» en voz alta o en voz baja. Cuando termines de espirar, deja que tus brazos cuelguen de nuevo y respira profundamente. A continuación, retoma el movimiento de boxeo.

Repeticiones

Entre 3 y 10 respiraciones, dependiendo de cómo te sientas.

A tener en cuenta

Si no te gusta decir «¡Yo puedo!», puedes repetir la sílaba «¡Zas!» mientras boxeas. Debes lanzar los puños con fuerza, pero no dejes que la palabra «fuerza» te confunda. Es posible que el cuerpo ni siquiera se sienta fuerte todavía, ya que se trata de salir de un estado de parálisis o cansancio. Sin embargo, el impulso de moverse puede y debe ser dirigido con fuerza hacia adelante.

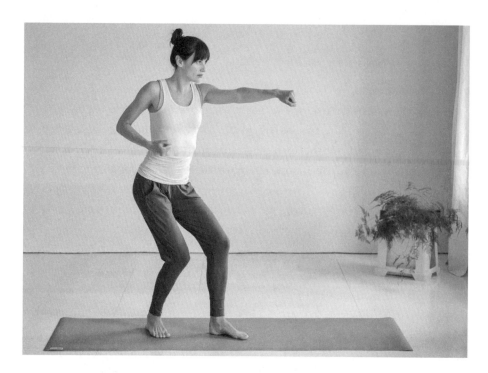

Balanceo suave de pie: muelle

Contexto

Los movimientos elásticos y oscilantes revitalizan el espíritu y estimulan el movimiento de los fluidos en el cuerpo, así como la circulación sanguínea. Fíjate en los niños pequeños cuando acaban de dejar de gatear y empiezan a caminar llenos de curiosidad. Ellos, instintivamente, realizan este balanceo. Este tipo de movimiento durante unos momentos o minutos es suficiente para activar los sentidos. ¿Cómo es posible que lo sepan los más pequeños? Este ejercicio funciona muy bien si se dispone de una cama elástica, pero también es eficaz en cualquier superficie.

Posición inicial

Posición relajada y estable, preferiblemente en una cama elástica.

Haz rebotar las rodillas y deja que este movimiento fluya por todo tu cuerpo. Puedes mover instintivamente la parte superior de tu cuerpo, tal vez quieras girarte un poco. Asimismo, deja que los brazos y la cabeza se muevan libremente. Si estás cómodo, también puedes empezar a saltar.

A tener en cuenta: presta atención a los balanceos y saltos suaves. En especial, las personas que se mueven muy poco deben ir acostumbrando suavemente a sus articulaciones al peso de su cuerpo.

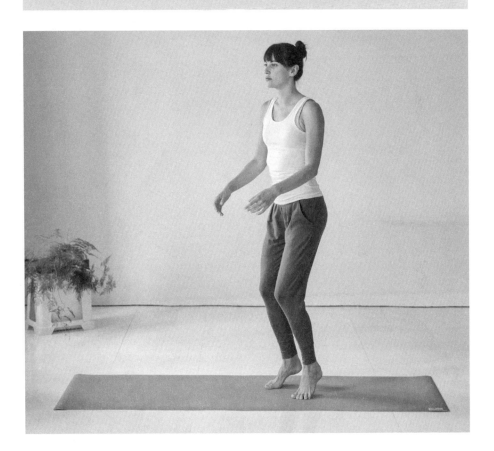

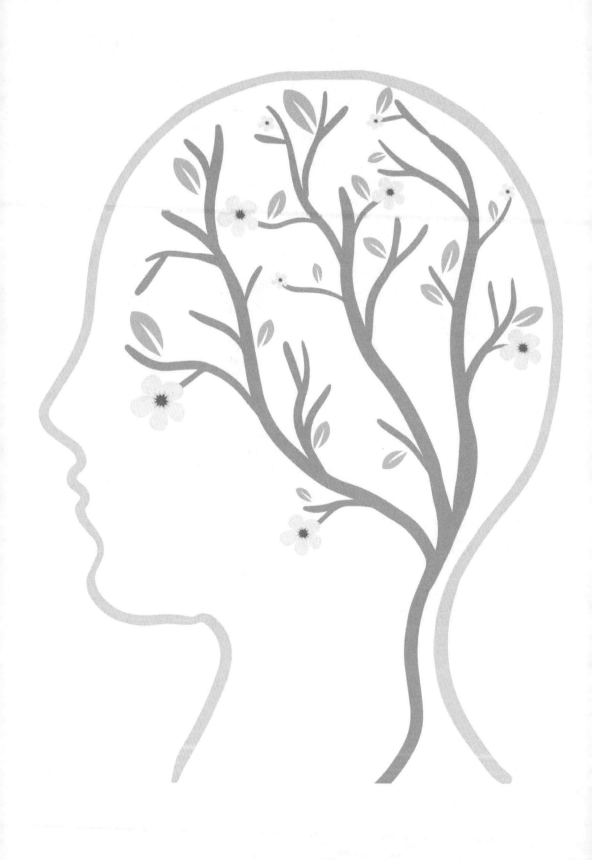

4
Ejercicios
de emergencia
contra el pánico
y la disociación

A pesar de todos los ejercicios y pese a todo lo que sabemos, siempre hay momentos en que los desencadenantes nos afectan con tanta fuerza que el sistema nervioso autónomo, de repente, se hace con el control total. En tales situaciones, las personas afectadas difícilmente pueden actuar de manera racional, adecuada o conveniente. El miedo, el pánico o la disociación aparecen de pronto. Algunas personas, con buen criterio, llevan consigo un pequeño «kit de emergencia». Se trata de objetos que mantienen al sistema nervioso ocupado con estímulos sensoriales, le distraen del estímulo desencadenante y devuelven nuestra atención hacia el presente. Pueden ser, por ejemplo, anillos con púas, bolas de erizo, caramelos, esencias perfumadas u objetos pequeños para tocar. Si no hay a mano nada de esto, también puedes compensar el desequilibrio rápidamente trabajando con tu propio cuerpo. Los ataques de pánico y la disociación, a menudo, aparecen tan repentinamente que no tiene mucho sentido describir la mejor posición de partida para los ejercicios de emergencia. Cada vez que creas que estás perdiendo el control, o sientas inquietud, ansiedad, pánico o disociación, intenta cualesquiera de los tres ejercicios que te presento a continuación o, al menos, uno de ellos. Es aconsejable que ensayes estos movimientos cuando te encuentres bien, para que luego puedas usarlos de inmediato en caso de emergencia.

Líneas debajo de la clavícula: línea de emergencia 1

Ejecución

1. Con las yemas de los dedos de la mano derecha, siente la clavícula izquierda, el hueso que atraviesa los hombros, donde el cuello se junta con el pecho. Mueve las yemas de los dedos por debajo de la clavícula y siente el tejido conectivo en este punto. Ahora, frota varias veces, un poco más fuerte, de dentro hacia afuera, es decir, comenzando en el centro del cuerpo y dirigiéndote en dirección al hombro a lo largo de la clavícula.

2. Cambia de lado. Cuando practiques, deja que tu respiración fluya de la forma más natural y tranquila posible.

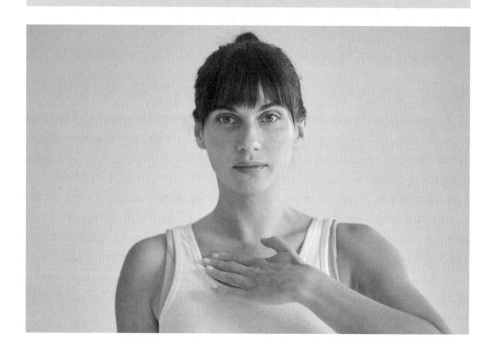

Líneas en las crestas ilíacas: línea de emergencia 2

Ejecución:

1. Para estos movimientos de equilibrio, coloca una o ambas manos sobre la parte inferior de la espalda desnuda, como para sostenerte.

   Los pulgares apuntan hacia adelante, todas las demás puntas de los dedos se sitúan detrás, sobre la columna lumbar o el sacro, tal como se muestra en la imagen a continuación. Siente las dos crestas ilíacas óseas, que ahora corren aproximadamente a lo largo del dedo índice y el pulgar. Cuanto más te muevas hacia un lado, más claramente podrás sentir el borde superior de la pelvis. A lo largo de este, pasa la mano varias veces de dentro hacia fuera, desde la parte posterior hacia la anterior, sobre todo con el dedo índice y el medio.

2. Si estos movimientos de equilibrio te sientan bien, puedes realizarlos más hacia abajo, sobre la zona de ambos glúteos. Después de entre 5 y 10 repeticiones, siente cómo tu percepción se orienta hacia el presente.

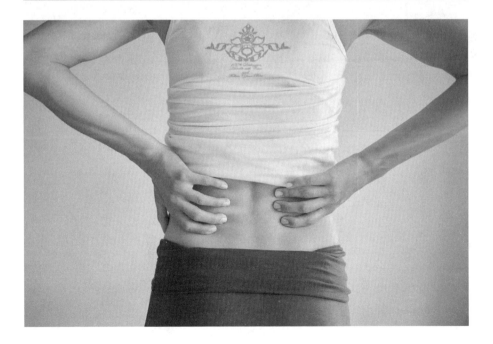

Manos y dedos en los globos oculares y la frente repliegue de los sentidos

Ejecución

En estados de gran inquietud, miedo o pánico, o cuando sientas el impulso de huir, puede ser de gran ayuda ejercer una presión muy suave sobre los globos oculares. Esto activa el vago ventral y calma el organismo a través de una retirada temporal de los sentidos. Para hacer esto, coloca las palmas de las manos muy suavemente sobre las cuencas de sus ojos. Apoya los dedos sobre la frente, y las yemas de los dedos sobre la línea frontal del cabello o simplemente sobre el cuero cabelludo. Permanece en esta postura durante el tiempo que necesites. Trata de respirar con calma y naturalidad mientras haces esto.

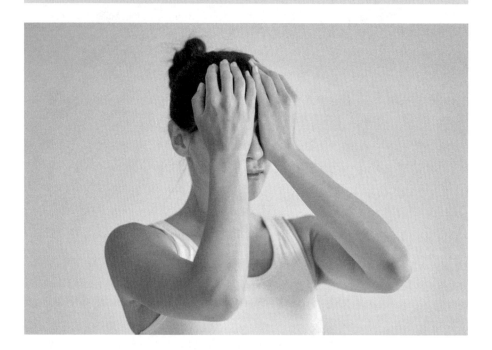

Bibliografía

Cieslak, Roman et al.: «Secondary Traumatic Stress Among Mental Health Providers Working With the Military». *The Journal of Nervous and Mental Disease* Vol. 201, No. 11, Noviembre de 2013, Págs. 917-925. https://www.ncbi.nlm.nih.gov/pmc/ articles/ PMC4892748/pdf/nmd-201-917.pdf.

Dana, Deb: *Die Polyvagal-Theorie in der Therapie.* Lichtenau, 2021.

Dhansoia, Vipin et al.: «Immediate effect of mind sound resonance technique on state anxiety and cognitive functions in patients suffering from generalized anxiety disorder: A self-controlled pilot study». *International Journal of* Yoga, 2015 Ene-Jun; 8(1), Págs. 70-73.

Drexler, Katharina: *Ererbte Wunden erkennen. Wie Traumata der Eltern und Großeltern unser Leben prägen.* Stuttgart, 2017.

Fegert, Jörg M.: «Frühe Kindheitstraumata, sexueller Missbrauch, Vernachlässigung, Misshandlung und ihre Folgen». 2018 — *Vorlesungsreihe Basiswissen Kinder- und Jugendpsychiatrie, Entwicklungspsychopathologie.* Ulm, 2018.

Fredrickson, Barbara L. et al.: «A functional genomic perspective on human well-being». *PNAS.* 13 de Agosto de 2013. 110 (33), págs. 13684-13689. https://doi. org/10.1073/pnas.1305419110. «Psychological well-being and the human conserved transcriptional response to adversity». https://doi. org/10.1371/journal.pone.0121839. 26.3.2015.

Güthlin, C.; Köhler, S.; Dieckelmann, M. (2020): *Chronisch krank sein in Deutschland. Zahlen, Fakten und Versorgungserfahrungen.* Frankfurt am Main, 2020.

Habetha, Susanne et al.: *Deutsche Traumafolgekostenstudie. Kein Kind mehr — kein(e) Trauma (kosten) mehr?* Institut für Gesundheits-System Forschung GmbH; Schriftenreihe Vol. 3. Kiel, 2012.

Hochschild, Jutta: «Wirbelsäule und obere Extremität. Strukturen und Funktionen begreifen». *Funktionelle Anatomie,—* Therapierelevante Details Vol. 1, Stuttgart, 5. 2019.

Huber, Michaela: *Frühes Trauma — späte Folgen.* https://michaela-huber.com/files/ vortraege2017/ fruehes-trauma_spaete-folgen-michaela-huber.pdf

Lenher, Mariia: «Zu Depression und transgenerational weitergegebenem Trauma: ein psychoanalytischer Kommentar». https://link.springer.com/ article/10.1007/ s00729-019-00126-0.

Levine, Peter A.: *Trauma und Gedächtnis. Die Spuren unserer Erinnerung in Körper und Gehirn. Wie wir traumatische Erfahrungen verstehen und verarbeiten*. Múnich, 2016.

Liem, Torsten; Dobler, Tobias K.; Puylaert Michel: *Leitfaden Viszerale Osteopathie*. Múnich, 2020.

Porges, Stephen W.: *Die Polyvagal-Theorie. Neurophysiologische Grundlagen der Therapie. Emotionen, Bindung, Kommunikation & ihre Entstehung*. Paderborn, 2010.

Porges, Stephen W.: *Die Polyvagal-Theorie und die Suche nach Sicherheit*, Lichtenau, 2021.

Seppälä, Emma M. et al.: «Breathing-based meditation decreases posttraumatic stress disorder symptoms in U. S. military veterans: a randomized controlled longitudinal study». ***Journal of Traumatic Stress***, 27 Agosto de 2014; (4), Págs. 397–405.

Somatic Experiencing: *Mitschriften und Kursskripte Weiterbildung Somatic Experiencing (SE)®*. Berlín, 2014–2017.

Traumasensibles Yoga: *Mitschriften und Kursunterlagen. Traumasensibles Yoga TSY*. Jüchen- Damm, 2015–2016.

Trepel, Martin: *Neuroanatomie. Struktur und Funktion*. Múnich, 2015.

Weiterbildung Osteopathie. *Mitschriften der Weiterbildung Osteopathie des Instituts für angewandte Osteopathie (IFAOP)*. Leipzig, Berlín, 2002–2007.

Anexos

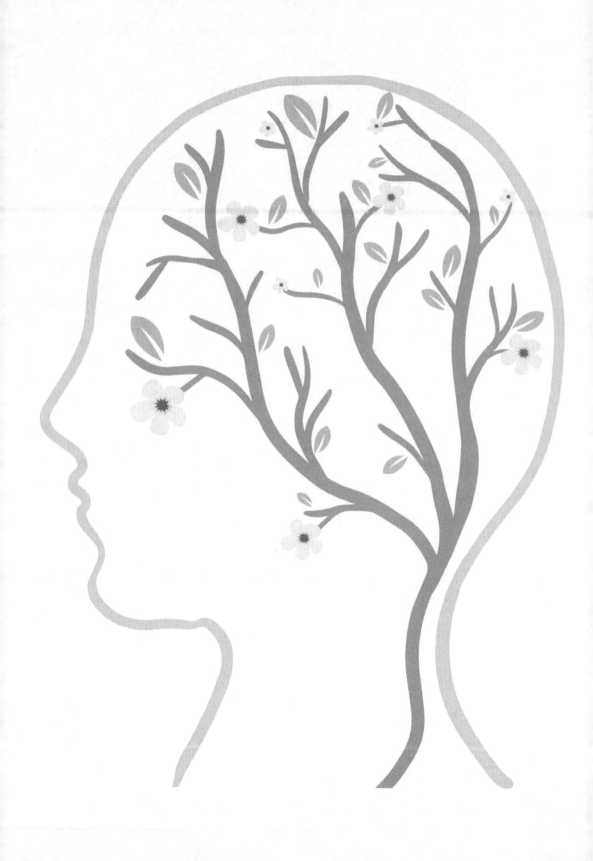

Anexo 1
Información sobre nuestro terapeuta interior

¿Cómo puede un nervio convertirse
en nuestro terapeuta interior?

Eso es, precisamente, lo fascinante del nervio vago. Mediante ejercicios dirigidos puedes autorregularte y resolver problemas de ansiedad, depresión e incluso desencadenantes traumáticos.

A través de ejercicios dirigidos, como «el adulador del vago» (véanse las imágenes a la derecha), puedes lograr mejorar tu salud mental, así como unos nervios de acero, en el sentido más estricto de la palabra.

Realiza cada uno de los cuatro pasos de 5 a 10 veces. Al cabo de 3 o 4 repeticiones es posible que sientas el impulso de bostezar. Eso es una señal de que estás empezando a relajarte.

El adulador
del nervio vago

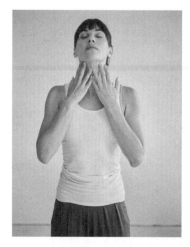
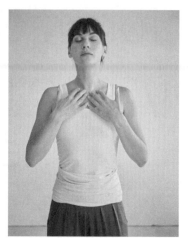
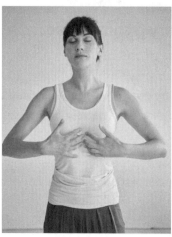
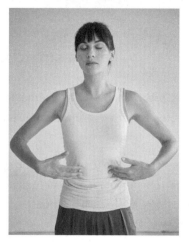

Tres patrones de respuesta
del sistema nervioso

El sistema nervioso autónomo actúa al margen de nuestra voluntad, sin nuestra intervención activa o control consciente y, en la mayoría de los casos, pasa desapercibido. Trabaja día y noche sin descanso e independientemente de lo que estemos haciendo, y es responsable de mantenernos a salvo. Para ello, el sistema nervioso puede recurrir a tres patrones de respuesta distintos. La jerarquía de estos patrones es un reflejo de la evolución del sistema nervioso humano.

- El *vago dorsal* es el más antiguo de ellos y proporciona el modo de parálisis o sumisión.
- El *modo simpático,* más joven, nos proporciona la energía necesaria para luchar o huir.
- El *vago ventral,* un modo relativamente «moderno», desea que nos comuniquemos y nos regulemos.

Los ejercicios de este libro te ayudan a regular estos tres patrones de respuesta.

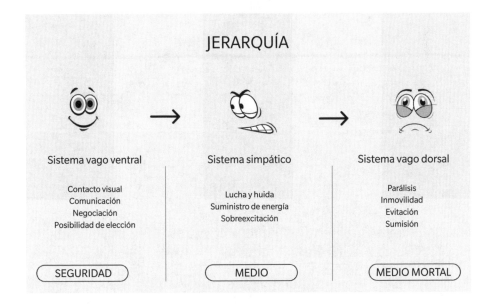

JERARQUÍA

Sistema vago ventral

Contacto visual
Comunicación
Negociación
Posibilidad de elección

SEGURIDAD

Sistema simpático

Lucha y huida
Suministro de energía
Sobreexcitación

MEDIO

Sistema vago dorsal

Parálisis
Inmovilidad
Evitación
Sumisión

MEDIO MORTAL

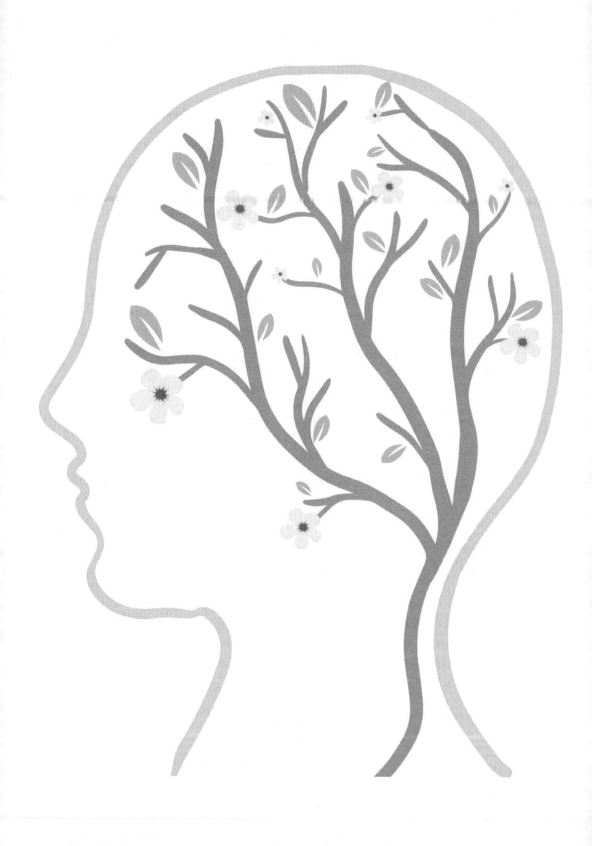

Anexo 2
Relación de tablas informativas

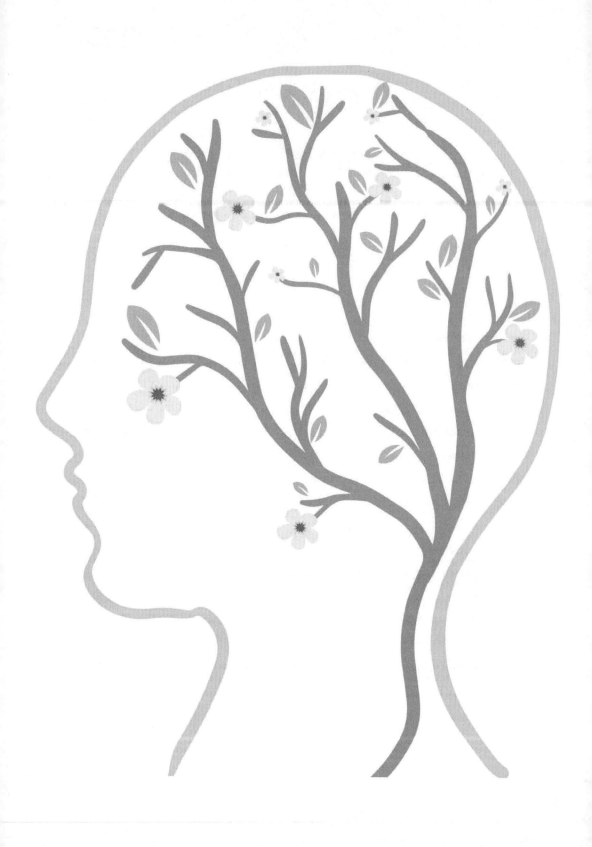

Anexo 3
Relación de figuras
informativas

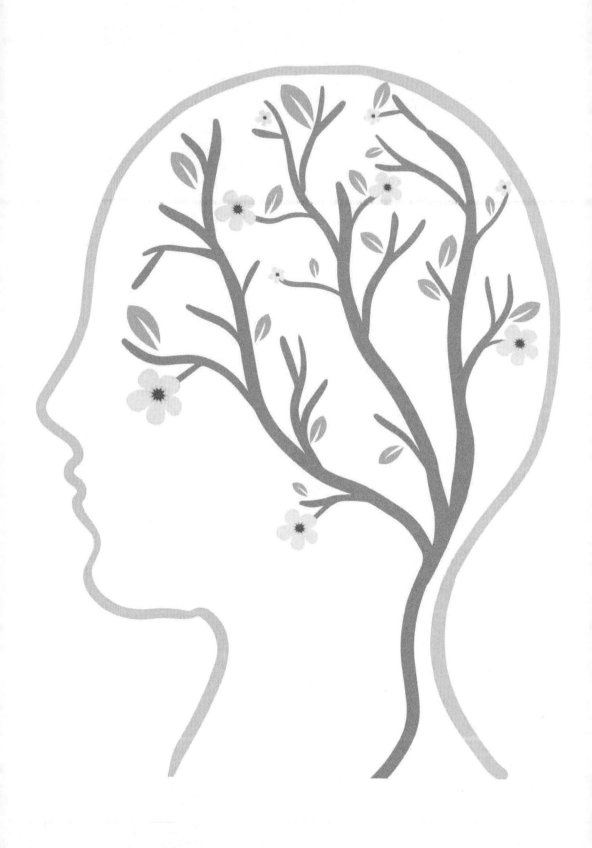

Índice analítico

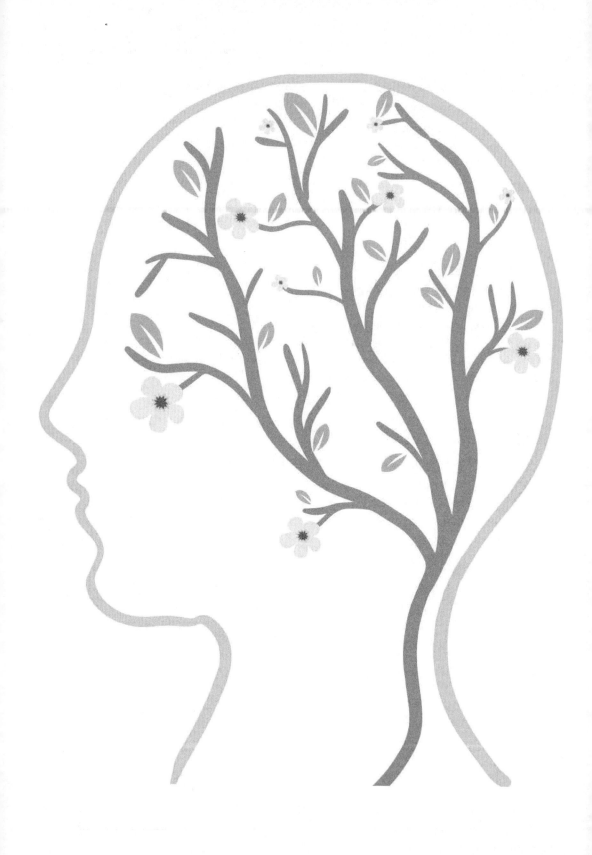

Tabla de contenidos

Tercera parte
Ejercicios físicos de regulación. El terapeuta interior

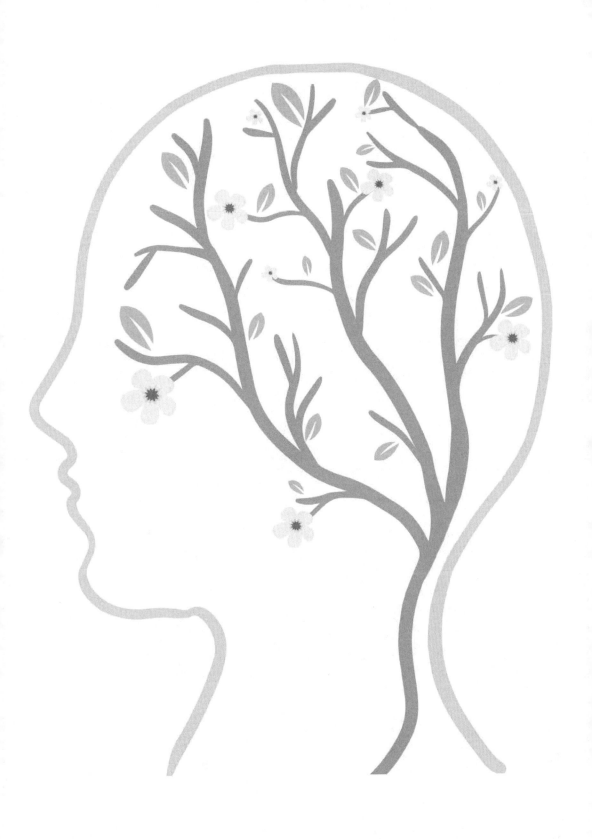

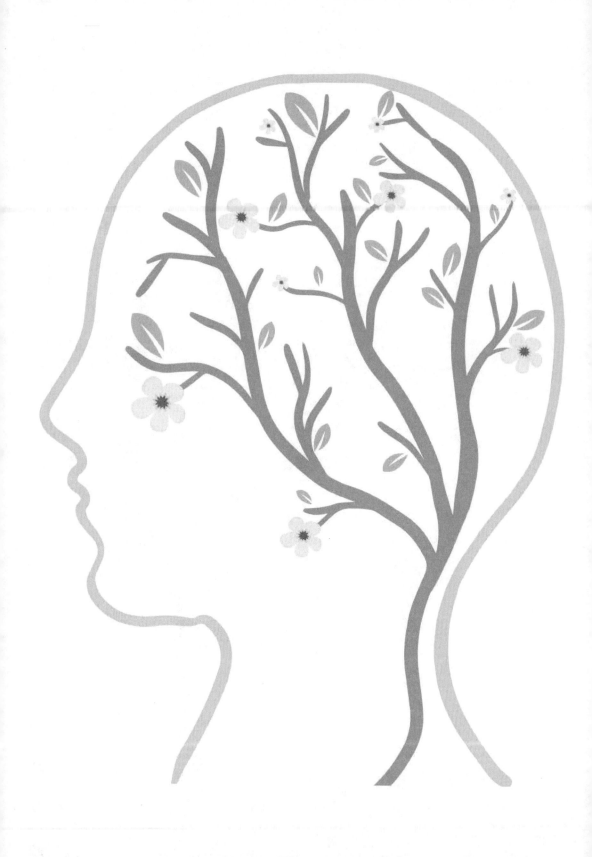

Otros títulos publicados

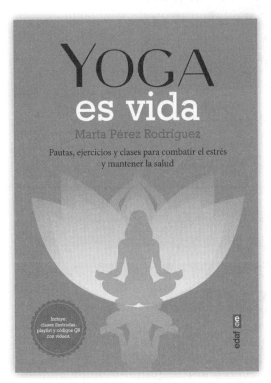

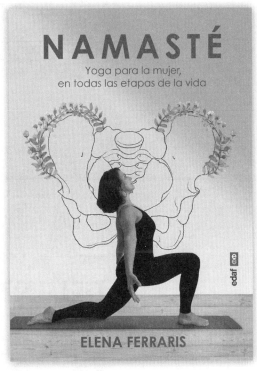

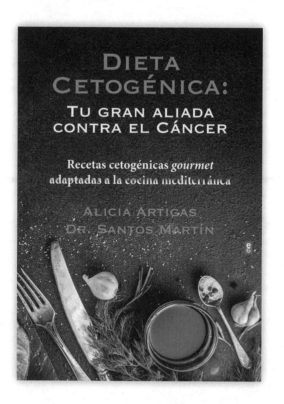

DIETA CETOGÉNICA:
TU GRAN ALIADA CONTRA EL CÁNCER

Recetas cetogénicas *gourmet*
adaptadas a la cocina mediterránea

ALICIA ARTIGAS
DR. SANTOS MARTÍN

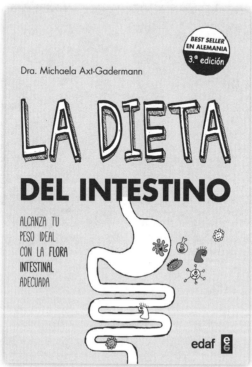

Dra. Michaela Axt-Gadermann

BEST SELLER
EN ALEMANIA
3.ª edición

LA DIETA
DEL INTESTINO

ALCANZA TU
PESO IDEAL
CON LA FLORA
INTESTINAL
ADECUADA

edaf